C. W. Hufeland

Erläuterungen seiner Zusätze zu Stieglitz Schrift über den animalischen Magnetismus.

Berlin, 1817.
Im Verlag der Realschulbuchhandlung.

Vorwort.

Is'ts Werk von Gott, so wird's bestehn,
Ist's Menschen Tand, wirds untergehn.

Dieses Wort spricht alles aus, und so mag es auch hier zur Einleitung dienen.

Es heifst mit andern Worten: Was aus der Wahrheit geboren ist, und in der Wahrheit, zur Ehre Gottes, getrieben wird, das wird sicher bestehen, und Frucht tragen.

Was aber unwahr in sich selbst ist, und nicht für die Wahrheit, sondern für irrdische Zwecke getrieben wird, das wird nimmer bestehen, sondern vernichtet in sich selbst untergehen.

Der animalische Magnetismus, dieser so lange problematische, so lange zu den Verirrungen des menschlichen Geistes oder zu den absichtlichen Täuschungen gerechnete, Gegenstand, ist nun als *Thatsache* dargestellt, übt einen solchen Einflufs auf die heilende Kunst aus, wird so allgemein verbreitet, und durch so achtbare und glaubwürdige Männer bekräftigt und ausgeübt; dafs er die ganze Aufmerksamkeit nicht blos der Aerzte, sondern jedes denkenden Menschen verdient.

Eine Menge Phänomene, die lange Zeit unter den Namen, Magie, Sympathie, geheime Künste und Wunderkräfte, aus der gesunden Physik verbannt, und in die Region des Aberglaubens oder des Betrugs verwiesen waren treten wieder hervor, und ganz kek uns unter die Augen. Die Zeiten haben sich geändert. Sie haben nicht mehr den Scheiterhaufen zu fürchten, nicht mehr das Anathema der geistlichen Macht. Aber wohl die Fackel der strengen physischen Untersuchung, und das Anathema der Wahrheit und der gesunden Vernunft. — Schon einmal wurde die Menschheit von Aberglauben und Scheiterhaufen zuerst durch die Aerzte, diese Vorsteher der lebenden Natur, befreit, die, auf Gefahr selbst verbrannt zu werden, die Magie für etwas Natürliches, und die Hexen und Besessenen für Kranke erklärten. — Es ist abermals an uns, die Menschheit für dem Aberglauben und allen seinen Folgen zu sichern, die mit Gewalt auf uns eindringen, und die wichtige Frage zu untersuchen: giebt es wirkliche Thatsachen, welche nicht nach den bekannten Gesetzen und Kräften der Natur, und eben so wenig durch Betrug und Täuschung, erklärt werden können, welche also eine uns noch unbekannte Verbindung und Wirkungsart der Körper auf einander beweisen? — Wie glücklich sind wir, daſs wir in Zeiten leben, wo wir diesen wichtigen Gegenstand frei und unbesorgt prüfen, und selbst Wunderkräfte der physikalischen Untersuchung unterwerfen können! — Man kann es wohl der armen Menschheit verzeihen, wenn sie, schon so viel Tausende von Jahren auf solche Weise durch geheime Kräfte getäuscht, etwas schüchtern und auf ihrer Hut ist, und es heifst es gut mit ihr meinen, wenn man sorgfältig wehrt, dafs nicht wieder falsche Waare eingeführt werde.

Aber nicht blos der Aberglaube ist es, was wir bei der Untersuchung zu fürchten und zu meiden haben, sondern auch der Spott, die Blindheit, und die Halsstarrigkeit des Unglaubens. Denn wir wollen es uns aufrichtig gestehen: Das eine schadet der wahren Untersuchung eben so viel wie das andere. Unglauben ist auch eine Befangenheit des Geistes; das im voraus absprechende und wegwerfende Urtheil über alles, was wir für jetzt nicht begreifen können, das absichtliche Verschliefsen des Geistesauges, thut der wahren Erkenntnifs und den Fortschritten der Wissenschaft eben so viel Schaden. Der höchste Unglaube wird zuletzt in der That wieder ein Aberglaube, eine abergläubische Furcht vor dem Aberglauben.

Aberglaube heifst nicht, das *Unbegreifliche glauben* (denn das thun wir alle) sondern das *Unerwiesene glauben.* Dem meisten Aberglauben liegt etwas sehr wahres zum Grunde. Es braucht nur von dem dunkeln

Nebel, der es umgiebt, befreit zu werden, und es giebt uns ein schönes Korn der Wahrheit.

Es ist gewifs, bestätigen sich die bisher kund gewordenen Erscheinungen des Magnetismus, so heben sie alle bisher angenommenen Gesetze der Natur auf, und erschüttern die Grundfesten alles Wissens. — Wir können es uns nicht verbergen, wir stehen an einem Abgrunde, an einem gefährlichen Scheidewege. Auf der einen Seite die Gefahr wieder zu versinken in die Nacht der trüben Zauber- und Hexenwelt. Alles, was dahin gehört, Zauberei, Sympathie, Exorcismus, Amulete, Wahrsagerei, Geistererscheinung, Zauberspiegel, Wunderkuren, alles diefs spricht das einzige Wort, Magnetismus, aus; alles diefs schliefst er in sich ein. — Auf der andern Seite aber stehen wir vor dem Aufgang einer neuen Morgenröthe für Wissenschaft und Menschheit, einer neuen Entdeckung, die alles übertrifft, was jemals entdeckt worden ist, die uns den Schlüssel der tiefsten Geheimnisse der Natur verspricht, und somit eine neue Welt eröffnet.

Noch nie war eine günstigere Zeit für solche Untersuchungen als die gegenwärtige. Die Naturwissenschaft und Naturforschung zu einem Grade der Vollkommenheit gediehen, auf welchem sie noch nie war; Eine Menge neuer, schon an das Innerste angrenzender, Kräfte und Gesetze der Natur entdeckt und benutzet; Eine Menge neuer Mittel und Wege zu ihrer Befragung und Erforschung! — Und eben so günstig ist die Stimmung der Geister. Entfesselt von dem Zwang und der Binde des Aberglaubens, gestärkt und erhellt das Auge des Geistes durch scharfe und rein empirische Naturforschung, der eine Theil streng unglaubig, festhaltend an den bestehenden Grenzen der Natur, und nichts annehmend, als was genau empirisch erwiesen werden kann; der andre erfüllt von einem regen Streben nach dem Höhern und Unsichtbaren auch in der Natur, sich nicht begnügend mit dem äufsern Leben, sondern auch das innere Leben zu erforschen suchend, und eben dadurch empfänglich für höhere Anschauungen und Verbindungen, die dem ersten entgehen; Eine Tendenz unsers Zeitalters, die gewifs in ihrem Prinzip sehr zu ehren ist, und schon manche schöne Frucht getragen hat, die aber leicht zur Schwärmerei und Phantasterei führen kann, wenn sie nicht von der andren Seite her beschränkt und geleitet wird.

Lafst uns diesen günstigen Zeitpunkt, diese neuen höchstmerkwürdigen Erscheinungen, die er uns darbietet, nicht ungenutzt vorbeigehen. Lafst uns den Aberglauben auf immer vernichten, indem wir die Naturerscheinungen, die ihm bisher immer zum Grunde lagen, und ihn insgeheim nährten, entweder in ihrer vollen Nichtigkeit darstellen, oder sie ins Gebiet der Naturforschung ziehen, und zur Klarheit und Wissenschaft erheben. Lafst uns die Grenzen des menschlichen Wissens und Wirkens zu einer neuen Sphäre ausdehnen, oder, wenn sie sich nicht bestätigt, die alte desto fester schliefsen. Lafst uns endlich den Werth dieser neuen Entdeckung als Heilmittel untersuchen, genau prüfen und würdigen.

Alles kommt auf die Untersuchung zweier Punkte an.

Sind die Thatsachen wahr?

In welchem Kausalverhältnifs stehen sie unter sich und mit der Aufsenwelt? Lassen sie sich als Modifikationen schon bekannter Naturthätigkeiten erklären, oder ist dadurch eine neue Naturthätigkeit, eine neue Kraft, ein neuer Sinn, ein neues Verbindungs- und Erkenntnifsmittel zwischen uns und der Natur, aufzufinden?

Zu einer befriedigenden Erörterung aber scheint es sehr nöthig, den Gegenstand nicht so isolirt, wie gewöhnlich, sondern von einer allgemeinen Ansicht, und nicht blos in seiner gegenwärtigen Erscheinung, sondern auch in der Vergangenheit, zu betrachten, da bis jetzt die Grenzen zwischen magnetischen und andern ähnlichen Wundererscheinungen noch nicht gezogen sind, vielmehr eines zur Erläuterung des andern dienen kann.

Man hat auf eine mir unbegreifliche Weise meine Zusätze zu dem Auszug des Stieglitzschen Werks, so wie den ganzen Auszug aus *Stieglitz*, sowohl in Absicht ihres Zweckes als ihres Sinnes mifsverstanden. Man hat mir Absichten untergelegt, die mir nie in den Sinn kamen. Ja man hat es so weit getrieben, mich einen Feind und Gegner des Magnetismus zu nennen. Leider hat mich diese Erfarung von neuem belehrt, wie schwer es manchen wird, Sache und Meinung zu unterscheiden, und wie leicht sie in den Irrthum verfallen, den für einen Feind der Sache zu halten, der nur ein Gegner ihrer Ansicht ist. Ich sehe mich deshalb genöthigt, hier sowohl über die Absicht als über den Inhalt jener Blätter einige Erklärungen beizufügen.

Dafs ich kein Feind, sondern ein Freund des Magnetismus bin, habe ich hinlänglich bewiesen. Ich gehöre zu den ersten, welche, nachdem sie lange gezweifelt, durch unzweifelhafte Thatsachen belehrt, im Jahre 1808 den Magnetismus als Factum und als Heilmittel anerkannten, und es öffentlich aussprachen *).

*) S. Journ. d. pr. Heilk. 1809.

Seit dieser Zeit bin ich unverändert thätig gewesen, mir genauere Kenntnisse und Erfarungen über diesen Gegenstand zu verschaffen; ich benutzte jede Gelegenheit, die sich mir darbot, die Erscheinungen selbst zu beobachten. Ich unternahm selbst einige Monate lang die magnetische Behandlung einer Kranken, um mich von allem zu unterrichten. Ich veranlaſste die Errichtung einer Commission zur Untersuchung dieses Gegenstandes, und war Mitglied derselben, bis sie, ohne meine Schuld, auseinander ging.

Aber je mehr sich mir auf diesem Wege merkwürdige und bestätigende Erfarungen darboten, wovon ich in der Folge einige mittheilen werde, desto mehr wurde ich überzeugt, wie leicht dabei Täuschungen, so wie Uebertreibungen und Schwärmereien, sich einmischen, wie viel noch unbestimmtes und schwankendes in der Sache, und daſs sie noch lange nicht reif genug sey, um darüber feststehende Gesetze und genügende Theorien auszusprechen; daſs also alle Arbeit noch dahin gerichtet seyn müsse, die Thatsachen selbst genauer zu prüfen, zu vervielfältigen, zu berichtigen, und so das Kausalverhältniſs zu entwickeln. Mit Bedauern sah ich, daſs der eine Theil des Publikums das Ganze als eine völlig ausgemachte Sache ansah, sich dem unbedingten Glauben hingab, und, darauf gestützt, auch jeden andern Aberglauben begierig aufzufassen anfing; wärend der andre Theil desto hartnäckiger im strengen Unglauben verharrend, selbst nicht einmal sehen wollte das, was vor seinen Augen vorging. Beides war der reinen

Untersuchung im höchsten Grade hinderlich. — Das allerschlimmste aber war, daſs viele, die davon sprachen, gar nicht wuſsten, wovon eigentlich die Rede war. — Das Werk von *Stieglitz* schien mir deswegen eine sehr erwünschte Erscheinung, weil es die Begriffe über diese Sache berichtigte, und zeigte, was bis jetzt darin entschieden, und was noch nicht entschieden sey, und einer genauern Untersuchung bedürfe. Aber es wurde von dem gröſsern Publikum zu wenig gelesen, weil es vielen zu weitläuftig, vielen zu gelehrt war. Dieſs allein, den Prüfungsgeist, die helle Kritik, die es enthielt, mehr in das Publikum zu bringen, und dadurch dem Wahren in der Sache beförderlich zu seyn, war der Grund, warum ich es in einen Auszug brachte und besonders drucken lieſs.

Es war die nämliche Gesinnung, die mich bisher für diese Angelegenheit beseelte, die mich auch jetzt trieb, diese Schrift ins Publikum zu bringen, und ich bin mir bewuſst, es dabei eben so redlich und gut mit der Sache gemeint zu haben, wie immer.

Am liebsten hätte ich selbst etwas geschrieben, denn in manchen Stücken war *Stieglitz* Ansicht nicht die meinige, wie ich auch an manchen Orten bemerkt habe. Aber es fehlte mir an Zeit, und die Schrift enthielt so viel Treffliches, und besonders eine so strenge Prüfung, worauf es ja eben hier am meisten ankam, daſs ich für das beste hielt, die Ideen, so wie sie waren, zu geben, mehr als Gährungsstoff und Anstoſs zur Untersuchung und Zweifel, als um damit meine Ueberzeugungen auszusprechen.

Und was ist denn im Wesentlichen der Inhalt dessen, was ich selbst in dieser Schrift gesagt habe? „Ich erkenne an, daſs dem Magnetismus Realität zum Grunde liegt, daſs er, wenn er sich ferner bestätigt, eine der gröſsten Entdeckungen ist, welche die neue Zeit gemacht hat. Aber zugleich, daſs er noch immer Gegenstand der empirischen Forschung ist, und daſs er noch groſsen Täuschungen und Verirrungen ausgesetzt ist. Ich warne dagegen, und bitte, ihn noch mehr und strenger empirisch zu behandeln und zu prüfen."

Gewiſs jeder Freund der Wahrheit dankt es jenen Männern, die, mit Enthusiasmus für die Sache erfüllt, sich der Erforschung und Selbstausübung dieser wichtigen Angelegenheit widmeten, ihre Kräfte, Zeit, und andre Vortheile opferten, ja, was noch schwerer ist, den Spott und die Verläumdung ertrugen. Sie haben durch ihre Standhaftigkeit die Sache fest gehalten, und ohne sie würden wir die wichtigen Erfarungen nicht haben, auf denen wir weiter bauen können. Sie werden, wenn die Entdeckung sich bestätigt, sich ein unsterbliches Verdienst erworben haben. Ja selbst, wenn es nicht seyn sollte, verdient schon bei denen, die es redlich meinen, das reine Streben unsre Achtung, und wird immer Nutzen haben.

Aber eben so müssen diese Männer es denen danken, welche frei und unbefangen, und auſser dem magnetischen Kreise stehend, die Sache rein objektiv anschauen und beurtheilen.

Beide Partheien müssen seyn, wenn die Wahrheit entdeckt werden soll, und hier mehr wie irgendwo. — Die eine, in der Sache selbst lebend, ja einen Bestandtheil des Experiments ausmachend — ein Umstand, der diefs Experiment von jedem andern unterscheidet —, um die Entdeckung immer weiter zu treiben, und manches zu beobachten, was nur in dieser Lage möglich ist; wobei aber freilich, eben indem sie eines mit der Sache und darin befangen wird, sie sich nicht mehr aufser ihr zu versetzen, noch weniger sie rein und ohne Vorliebe anzuschauen vermag; und eben hierin möchten wir den Magnetismus das gefährlichste aller Experimente nennen; denn es giebt nicht leicht einen Gegenstand, der so viel anziehendes, unsern liebsten Neigungen mehr schmeichelndes, die Phantasie mehr aufregendes, ja, wenn wir ein physisches Agens annehmen, selbst physisch mehr berauschendes, hat, als eben der Magnetismus. Was kann nicht schon die Befangenheit in einem System für Wirkung auf den Geist thun, und was ist die Kraft eines Systems gegen diese Zauberkraft? —

Die andere Parthei, aufser dem Zauberkreise stehend, von allem dem nicht ergriffen, immer nüchtern und ruhig, um die Sache als blofsen Gegenstand der Beobachtung anzuschauen, Mängel und Fehler der Beobachtung zu entdecken, zu rügen, zu zweifeln, zu sichten. — Verdienen denn diese nicht eben so gut unsern Dank, und fördern sie nicht eben so gut die Wahrheit, wenn sie nur dabei redlich und aus reinem Triebe zu Wirke gehen? — Furwahr, das heifst nicht die Sache *entwur-*

digen, sondern ihr festen Grund geben, und *sie zur wissenschaftlichen Wahrheit erheben.* — Nur durch freies Aussprechen jeder Meinung, durch den Kampf entgegengesetzter Partheien, und durch die Reibung der Geister, wird die Wahrheit geboren. Diefs hat alle Geschichte gezeigt, und so mufs es ferner bleiben. — Deswegen, wer es redlich mit der Wahrheit meint, freut sich darüber, und wirkt mit. — Sollten wir wieder in die rohe, Gott Lob, vergessene Zeit zurückfallen, wo man nicht verschiedener Meinung seyn konnte, ohne in Zänkereien und Factionen zu verfallen? — Das sey ferne. — Gehen wir auch auf verschiedenen Wegen, so haben wir doch gleiches Ziel, die Wahrheit, und sind eines in der Achtung der Sache. Lafst uns daher freundschaftlich die Hand geben, als Freunde der Wahrheit. Lafst uns, wie es wissenschaftlichen, gebildeten, Männern geziemt, ohne Hafs und Bitterkeit unsre Ansichten gegen einander aufstellen und verhandeln. So allein gewinnt die Wahrheit, und das allein zeigt von reiner Wahrheitsliebe. Denn wer sich mit Leidenschaft und Hafs ausspricht, wer Persönlichkeit einmischt, der beweifst eben dadurch, dafs er nicht die Wahrheit, sondern sich selbst sucht.

Ich werde nun die Hauptsätze durchgehen, die ich in jener Schrift nur kurz und flüchtig andeutete, und ausführlicher angeben, was ich dabei dachte.

Was ist übernatürlich? Was ist gegen die gesunde Vernunft?

Es ist eines der gewöhnlichsten Urtheile, was man bei neuen unglaublichen Dingen aussprechen hört: das ist gegen die gesunde Vernunft, das ist übernatürlich.

Die Frage mufs also zuerst untersucht werden: Giebt es denn wirklich eine solche Grenzlinie, die das Uebernatürliche von dem Natürlichen absondert, und der gesunden Vernunft erlaubt, das jenseitige fur Kontrebande in ihrem Reiche zu erklären? — Die Frage fallt in eins zusammen mit der: Was ist möglich, und was ist unmöglich?

Also, was ist *übernatürlich*? Alles, was gegen die Gesetze der Natur und ihre Grenzen ist. — Hier frage ich zuerst. was ist Natur? Nichts anders als das Gebiet der Erfarung. Sie allein macht uns die Natur. — Was sind also die Gesetze der Natur? Die Regeln, die die Erfarung aus den Wirkungen der Natur abstrahirt hat, die Formen, die unsre eigne Denkform ihr aufdrückte; also Gesetze, die wir selbst gegeben haben. — Was heifsen die Grenzen der Natur? Die Grenzen unsrer Erkenntnifs, unsrer Erfarung. — Demnach heifst, übernatürlich, nichts weiter, als etwas, was aufser dem jetzigen Standpunkt und Grenzen unsrer Erfarung liegt. Da diese Grenze aber noch nicht geschlossen ist, so braucht es nur einen Schritt der Erfarung mehr, und das übernatürliche wird natürlich. Es existirt daher, absolut genommen, gar nichts übernatürliches, gar nichts unmögliches.

Ferner, was heifst, *gegen die gesunde Vernunft?* — Alles, was unmöglich ist. — Was ist aber unmöglich in der Natur? — Die Vernunft erkennt selbst, dafs sie hierüber nichts a priori festsetzen kann, sondern dafs auch die Grenzen der Möglichkeit und Unmöglichkeit in der Natur erst durch die Erfarung bestimmt werden müssen. Da aber die Natur, und also auch die Erfarung unendlich ist, und wir die Grenzen nie schliefsen können, so folgt, dafs nichts, auch das was das unmöglichste scheint, gegen die gesunde Vernunft überhaupt ist, weil es ja noch dereinst erfahren werden kann. — Und das ist eben das Kennzeichen einer wirklich gesunden Vernunft, dafs sie sich darin nicht durch sich selbst beschränken läfst. Denn was hat wohl die Fortschritte der Wissenschaften mehr aufgehalten, als solche vorgefafste Meinungen und selbst gesteckte Grenzen, gewöhnlich Systeme genannt?

Die

Die Vernunft ist kein Schlafen, sondern ein Wachen.

Es ist der alte Streit, der wieder beginnt: „*ob der Mensch im Traume hoher stehe als im Wachen.*“ Ja es scheint, daſs, wenn sich bei den magnetischen Erscheinungen die Möglichkeit innerer Anschauungen und unmittelbarer geistiger Einwirkungen bestatigt, die arme Vernunft mehr ins Gedränge kommen müsse, als jemals, und man mit Recht fragen könne, welche Vernunft ist nun die wahre, die schlafende oder die wachende? — Es laſst sich allerdings fragen, warum sollten nicht im Traume, wo der Mensch von der Sinnenwelt abgeschieden ist, Exaltationen des Geistes und Eingebungen möglich seyn, die wir nie im Wachen haben können, und wodurch der Mensch weiter, als durch die wachende Vernunft, geführt würde? Anderseits aber ist wieder nicht zu leugnen, daſs Schlaf der gebundene Zustand ist, das Wachen der freie, daſs im Schlafe dem Menschen alle äuſsern Hülfsmittel der Erkenntniſs fehlen, ja daſs, wie die magnetischen Erfahrungen zeigen, der ganze Wille, das ganze geistige Wesen des Menschen, darin abhängig ist von körperlichen und andern Einflüssen, ja, nach den neuesten Erfarungen, abhängig werden kann von dem Willen und dem Einflusse eines andern Geistes.

Ein solcher Zustand der hochsten Passivität und Abhängigkeit sollte nun hoher stehen als der Zustand der Selbstthätigkeit und

Freiheit des Geistes? — Wir sollten uns wieder hingeben dem blinden Glauben an die Einwirkung dunkler, unbekannter Mächte, und aufopfern das Höchste aller uns von Gott verliehenen Güter, die Freiheit und Selbstständigkeit unsers Geistes? — Haben wir schon vergessen das Reich des Betrugs und Aberglaubens, in das wir eben durch diesen Glauben gerathen waren, und dem wir uns nur mit Mühe, und noch nicht so gar lange, blos durch die Kraft jener wachenden Vernunft entwunden haben?

Keinesweges. — Ueber allen diesen Eingebungen und innern Anschauungen, über der Region des Traums, des Hades, thront der unsterbliche freie Geist, begabt von der Gottheit, deren Ausfluſs er ist, mit dem Sinne für Wahrheit und mit der Kraft zu unterscheiden Wahres von Falschem, Gutes von Bösem, Licht von Finsterniſs. Diese freie göttliche Kraft allein vermag uns zu erheben über das Körperliche und Irrdische, sowohl im Moralischen als im Physischen, und über alle seine Täuschungen, es von sich abzutrennen, und als etwas nicht zu ihr gehöriges, anzuschauen, zu ergreifen, und zu würdigen. Diese oberste Richterinn ist die Vernunft.

Für unsre innere Anschauung ist es einerlei, ob das Bild, was sich ihr darbietet, von auſsen oder von innen erzeugt ist. Es ist immer nur das Bild, was sich ihr darstellt. Dieses nun zu prüfen, die innern Anschauungen selbst von einem höhern Standpunkte aus zu betrachten und zu unterscheiden, dazu ward uns die Vernunft gegeben.

Jeder Mensch muſs zuerst sehen lernen. Das Kind greift nach dem Monde so gut wie nach der Lampe, die vor ihm steht. Die Vernunft allein ist es, die ihn durch Vergleichung und Schlüsse seine Sinne gebrauchen, und die durch sie gegebenen Anschauungen verstehen lehrt.

Eben so verhält es sich mit den Traum, mit der Exstase, mit dem Somnabulismus und seinen Inspirationen. Wir wollen zugeben, daſs dadurch ein neuer Sinn und mit ihm eine neue Welt in uns erwacht. Es bleibt doch immer nur ein Sinn, eine dadurch gegebene Anschauung, welche nun selbst erst wieder von der nicht im Traume befangenen Vernunft aufgefaſst, objektiv betrachtet, geprüft und gewürdigt werden muſs.

Vernunft.

Die Vernunft allein ist es, die uns vom Thiere unterscheidet, die uns mit der Gottheit und der geistigen Welt in die wahre Verbindung setzt, und eben so alle wahre Erkenntnifs, die wir bis jetzt von der Natur haben, verschafft hat, und verschaffen kann.

Wenn ich hier sage, *Vernunft*, so meine ich damit keinesweges jene Vernunft, die alles begreift, und die sonach auch nichts als existirend annimmt, als was sie mit Händen greifen kann, denn solche Vernunft haben die Thiere auch. Sondern ich verstehe darunter jene Vernunft, welche begreift, dafs nicht *Alles zu begreifen* ist, das heifst, dafs nicht *Alles greifbar* zu machen ist, sondern dafs es eben aufser dem Sichtbaren noch etwas Unsichtbares, aufser dem Begreiflichen noch etwas Unbegreifliches gebe; genug die das Daseyn der Unbegreiflichkeit selbst begreift und beweifst. — Das allein ist menschliche Vernunft, die den Menschen vom Thier unterscheidet. Je mehr er sich dieser hingiebt, und in ihr aufgeht, desto höher steigt er als Mensch, desto mehr lebt er in einer höhern Welt, in der Idee. Je mehr er sich aber der blofsen Greiflichkeit und Begreiflichkeit hingiebt, und nichts glaubt, als was er eben greift, desto mehr versinkt er in die Thierheit, Sinnlichkeit, und Selbstsucht, und desto enger wird seine Welt.

Die Vernunft aber weiſs und erfährt von der Auſsenwelt nichts von sich selbst, sondern alles nur durch Vermittlung, durch eigene dazu eingerichtete Organe, die wir Sinne nennen; durch deren Gebrauch, also durch *Erfarung*. — In diesem irrdischen Daseyn ist ihr ganzes äuſseres Erkennen durch Materie vermittelt. Jeder Sinn giebt uns eine eigne Welt, das Auge die sichtbare, das Ohr die hörbare; Und die ganze Erfarungswelt, welches eben unsre irrdische Welt ist, besteht eigentlich in diesem Sinnesreich und in den Sinnenwahrnehmungen, die wir durch sie vom Universum erhalten.

Naturforschung. Die Kunst die Natur zu fragen.

Die wahre Naturforschung hat demnach drei Aufgaben:

1. Die vermittelnde Materie, die Organe der Erkenntnifs, recht und immer vollkommener brauchen zu lernen, ja sie selbst zu vervollkommen und zu erweitern, sogar, wenn es möglich wäre, noch neue zu entdecken.

Jeder Mensch mufs ja seine eignen Sinne erst gebrauchen, diese Instrumente, um mich so auszudrücken, erst spielen lernen, das heifst, er mufs lernen diese Vermittelungsorgane mit der Aufsenwelt erst in gehörige Verbindung und Wechselwirkung setzen.

Die höhere Kultur hat diese Sinne sehr erweitern gelehrt. Was heifst ein Teleskop anders, als ein Millionen Meilen weit verlängertes Auge; ein Mikroskop, als eine Vervollkommnung des Auges bis zu einer uns gewöhnlich unsichtbaren Welt?

Das höchste wäre die Entdeckung eines neuen Sinnes, d. h. eines neuen Vermittelungsmittels mit der Aufsenwelt. Mit einer solchen Entdeckung wäre uns eine neue Welt gegeben, und das ists, was uns jetzt angekündigt wird.

2. Die uns durch den Gebrauch dieser Organe mitgetheilten Notionen von der Aus-

senwelt durch die Vernunft zu prüfen, ob sie auch objektiv, d. h. aufser uns, wahr sind, und in welchem Verhältnifs sie zu den übrigen Erscheinungen der Aufsenwelt stehen (*Empirische Forschung*). Diefs ist der Haupttheil der ganzen Untersuchung, *die Feststellung der Thatsache*. Diese begreift zweierlei:

Erstens, dafs das, was geschehen oder wahrgenommen ist, auch wirklich aufser uns geschehen oder da gewesen, also keine Täuschung, weder der Aufsenwelt, noch des äufsern Sinnes und seiner Instrumente, noch des innern Sinnes und der Phantasie ist.

Zweitens, dafs es, wenn es als eine Wirkung oder Handlung erscheint, auch wirklich in der bestimmten Causalfolge, und den bestimmten Verhältnissen zu andern Erscheinungen geschehen.

Dazu gehört nun die Kunst Beobachtungen und Versuche anzustellen, sie auf alle Weise zu vervielfältigen, unter entgegengesetzten Richtungen und Verhältnissen, unter dem scheinbaren Causalverhältnisse der Erscheinungen oder im Gegensatz, mit andern Reagentien (worunter bei lebenden Erscheinungen auch beobachtende, besonders ungläubige, Individuen zu rechnen sind); genug die grofse Kunst, *die Natur zu fragen*, die weit wichtiger, aber weit weniger bei uns cultivirt ist, als die Kunst zu erklären.

3. Die sinnlich wahrgenommene und feststehende Erscheinung, das Factum, zu er-

klären, das heifst, das Sichtbare an das Unsichtbare knüpfen, und es zur Idee zu erheben. Diefs ist das reine Geschäft der Vernunft. Zuerst einen innern Causalzusammenhang in die Erscheinungen zu bringen, sodann aus Verbindung und Vergleichung mehrerer ähnlicher Erscheinungen ein allgemeines Gesetz ihres Daseyns abzuleiten; und nun entweder eine unsichtbare Ursache anzunehmen, welche wir mit dem Worte, *Kraft*, zu bezeichnen pflegen, oder sie, wenn es die Erscheinungen erlauben, schon bekannten Gesetzen oder Kräften unterzuordnen; endlich sie mit den Grundgesetzen des Universums in Verbindung zu bringen, denn das Streben nach Einheit ist der Karakter des vernünftigen Denkens.

Diefs alles ist das Geschäft der Vernunft. Sie kann aber noch mehr. Sie kann, durch tiefes und anhaltendes Naturforschen geübt und ausgebildet, und in diesem Element gleichsam einheimisch geworden, endlich eine Art von Divinitionsgabe erhalten, voraus zu ahnden, so wie in der Geschichte, also auch in der Natur, was geschehen wird, und was verborgen ist; genialische Erleuchtungen und Erhebungen, welche sie in den Stand setzen, Blicke in das Innere und in den geheimen Zusammenhang der Erscheinungen zu thun, welche zu neuen Versuchen führen, und sich oft dann in der Realität bestätigen. Solche Vermuthungen und Ahndungen müssen aber durchaus so lange als Hypothesen betrachtet werden, bis sie durch fortgesetzte und vervielfältigte Versuche bestätigt sind. Aber sie dienen wesentlich zum Weiterfördern der Wissenschaft, in so fern sie neue Wege der Untersuchung angeben und dazu aufmuntern.

In dieser Beziehung ist eben die *Phantasie*, die Schöpferkraft der Seele, von grofsem Werth, und gewifs dasjenige, was die Zukunft zur Gegenwart, das Unsichtbare zur nschauung, macht, was jene erleuchtenden Blitze der Seele bewirkt, dunkle Gegenden erhellt, Lücken ausfüllt, und getrennte Thatsachen verbindet, auch Muth und Kraft zur Fortsetzung des Wegs giebt. Es giebt Propheten der Natur, so gut wie Propheten der Geschichte; Von dieser Art sind die genialen Ideen unserer höhern Naturphilosophen. Sie enthalten treffliche anticipirte Goldkörner der Wahrheit, aber sie müssen erst das Probefeuer der Erfarung aushalten.

Das Universum zerfällt bei der empirischen Forschung in zwei grofse Welten, die unorganische und organische oder belebte.

In der erstern ist der Versuch leichter, sichrer, bestimmter, der Beobachter steht ausser dem Objekt, und das Faktum ist durch Wiederholung und Vergleichung weit gewisser auszumitteln. Sie ist der Gegenstand der allgemeinen Physik und Chemie.

Die Welt des Lebens. Die höhere Ordnung der Dinge.

Aber wie ganz anders stellt sich die empirische Prüfung, wenn sie in das Reich des Lebens übergeht! — Dort alles bedingt unter dem Gesetze der Nothwendigkeit, daher immer dasselbe Resultat, der Versuch sicher und auf dieselbe Art zu wiederholen. — Hier Spontaneität, Individualität, Selbstbestimmung, Freiheit, in die Natur eintretend, zu dem sich nun noch in der menschlichen Organisation jener göttliche Funke des unsterblichen Geistes, der Bewohner einer ganz andern Welt, gesellt. Dadurch ganz neue Berührungsarten mit dem Universum, neue Elemente, neue Welten, die für niedere Körper gar nicht da sind; selbst die Geisterwelt zugänglich. — Denn die Welt des Lebens ist eben der geheimnifsvolle Schleier, hinter welchem sich der Geist mit der Materie vermählt.

Es ist eine völlig von der gewöhnlichen verschiedene Physik, diese Physik des Lebens. Man nennt sie gewöhnlich, doch unvollkommen, Physiologie, und die Aerzte sind die einzigen Kenner und Vorsteher derselben, die einzigen Physiker des Lebens, denn ihr ganzes Geschäft ist ein fortdauerndes Experimentiren in der Region des Lebens, und alles, was wir davon wissen, haben wir den Aerzten zu danken.

Von jeher erkannte man eine unsichtbare geheime Kraft, die dem organischen Leben zum Grunde liegt, und das Leben selbst, nicht blos als eine veränderte Erscheinung, sondern als ein höher potentiirtes Seyn der Natur selbst, eine höhere Ordnung der Dinge, worin alles eintritt, was zum Leben gelangt.

Es entstand dadurch nothwendig eine Art von Mystik und mystischer Sprache, welche das Auszeichnende jedes wahren Arztes, jeder wahren Heilkunst ist, der Glaube an das unsichtbar wirkende, an Lebenskraft, Heilkraft, Crise, Coction, Assimilation, Metastase, Metamorphose. — Was sind diese Worte anders als Bezeichnungen dieses unsichtbar wirkenden, dieser höhern Ordnung der Dinge? Und doch auf ihnen und diesem Glauben beruht die ganze Heilkunst, das heifst, der ganze empirische Versuch.

Nach und nach, und durch die mühsamsten Versuche wurden die einzelnen Erscheinungen dieser unbekannten Kraft unter Gesetze gebracht, und in bestimmte, verschiedene Klassen getheilt, die aber nichts anders sind, als verschiedene Aeufserungsarten der nehmlichen Grundkraft. So wurde Irritabilität, Sensibilität und Reproduction unterschieden.

Auf eben diese Weise entstanden neue Stoffe, die auch nirgends in der Natur gefunden wurden, eben weil sie blos in der Sphäre des Lebens existiren, und ihr Daseyn blos durch lebenden Organismus (durch das Reagens des Lebens) dargestellt werden kann. Zum Beweis mag der narkotische Stoff und der Ansteckungsstoff dienen. Ohne Leben würden beide sich nicht bemerkbar machen können, ja letzterer gar nicht existiren, da er erst selbst Produkt des Lebens ist. Noch niemand hat den Ansteckungsstoff gesehen, und doch glauben wir alle an sein Daseyn, und kennen sogar die Gesetze seiner Wirksamkeit.

Und so kann es allerdings im Leben, in dieser Welt der Geheimnisse und Wunder, noch gar viele Kräfte und Stoffe geben, die bis jetzt noch nicht erkannt, noch nicht bestimmt worden, und die noch dereinst durch Erscheinungen des Lebens und durch vielfältige Versuche im Lebenden dargestellt werden.

Der Magnetismus gehört offenbar in diese Kategorie, eine noch verborgene Kraft des Organismus, eine neue im Leben existirende und nur im Lebendigen sich äufsernde Thätigkeit und Wechselwirkung.

Die Frage ist jetzt: ob eine neue Kraft und ein neuer Stoff in das Reich des Lebens oder der organischen Natur eingeführt werden sollen, und ob für beides empirische Beweise genug da sind. Je verwickelter aber die Phänomene des Lebens sind, desto strenger mufs die empirische Untersuchung geübt werden, wenn wir die Wahrheit sehen wollen.

Der Gang derselben zur Auffindung eines neuen Gesetzes oder eines neuen Naturstoffs in der organischen Welt — und sonach auch bei der Untersuchung des Magnetismus — mufs folgender seyn:

Zuerst, ob sich Spuren seines Daseyns in der unorganischen Natur nachweisen lassen, d. h. mechanische oder chemische Veränrungen im Unbelebten, dadurch bewirkt; Sodann ob in der organischen nicht beseelten Welt (der Pflanzenwelt); Endlich, ob auch oder nur in der beseelten (Thierwelt); und hier auch wieder, ob in der vernunftlosen oder in der mit Vernunft begabten (Menschenwelt)?

Der Versuch oder die Kunst, die Natur zu fragen, findet aber unendlich mehr Schwierigkeiten im Reiche des Lebens, als in der unorganischen Natur; denn

1. das Leben ist ein eigenthümliches Seyn der Materie, wodurch die gewöhnlichen Gesetze und Wirkungsarten der Physik und Chemie äufserst verändert und umgestaltet werden. Daher die Grundgesetze und Verhältnisse der unbelebten Natur hier nie geradezu angewendet werden können. Die lebende Faser zuckt bei der Berührung einer Spitze, die todte nicht; die todte Faser fault, die lebende nicht. Also anderer Mechanismus, anderer Chemismus, anderes Verhältnifs zur Aufsenwelt.

2. Das Leben selbst ist in sich selbst nun wiederum äufsert mannichfaltig und eigenthümlich gestaltet — was wir mit dem Begriffe, Spezificität, spezifische Natur, spezifischer Reiz, ausdrücken. Dieser Begriff ist einer der wichtigsten für die Naturforschung im Lebenden. Jede Klasse der lebenden Wesen hat wieder ihr eigenthümliches Leben

und eigenthümliches Verhältnifs zur Aufsenwelt, einen spezifischen Karakter. Anders lebt das warmblütige Thier als das kaltblütige, anders der Mensch als das Thier. Manche Stoffe, z. B. Gifte, Krankheitsstoffe, wirken nur auf eine Klasse, auf andere gar nicht, oder ganz anders. Ja das Leben des höhern Organismus vereint selbst in einem Individuum mehrere Grade und Arten des Lebens. Anders lebt der Muskel, anders der Nerv, anders der Magen, anders die Lunge. Je höher gesteigert die Organisation wird, desto mehr dem allgemeinen Naturleben entzogen, desto eigenthümlicher wird ihr Leben. Den höchsten Grad dieser Verfeinerung der Materie hat das Nervenmark. Es ist als die letzte Grenze zu betrachten, bis zu welcher wir mit unsern Sinnen die Materie bis an das Geisterreich verfolgen können. Und so hat auch das Nervensystem die höchste Spezificität, wodurch es eben der Begründer der Individualität, des Ichs, wird, welches erst mit dem Nervensystem in die organische Welt eintritt. Die ganze Sinneswelt ist eine spezifische Welt.

3. Ja jedes Individuum hat seine eigenthümliche Natur, sein eigenthümliches Leben. Daher die tausend Verschiedenheiten der Wirkung der Heilmittel und aller äufsern Potenzen. Wie tausendfach bedingt wird dadurch der Versuch! Was auf die eine Natur wirkt, wirkt nicht auf die andre, oder ganz anders.

4. Endlich selbst in demselben Individuum kann das Leben und sein Verhältnifs zur Aufsenwelt nach Zeiten höchst verschieden modificirt werden. — Schon das Lebens-

alter, welche naturgemäfse, höchstverschiedene, Stimmungen des Lebens erzeugt es! Wie ganz anders wirkt die Aufsenwelt auf das Kind und auf den Alten! — Ferner das, was die Aerzte die allgemein herrschende, die epidemische, Constitution nennen, eine eigenthümliche Beschaffenheit der Atmosphäre in ihrem innersten lebendigsten Verhältnisse (die auch nicht chemisch dargelegt werden können) wodurch das Leben aller Individuen auf eine Zeitlang eine ganz spezifische Stimmung erhält, so dafs ganz neue noch nie da gewesene Erscheinungen des Lebens und neue Krankheiten entstehen, und gewöhnliche Einwirkungen ganz ungewöhnliche Reactionen erregen. — Und endlich der kranke Zustand selbst, die Abnormität des Lebens, welche ganz neue Lebensentwickelungen, welche veränderte Verhältnisse zur Aufsenwelt kann sie hervorbringen! Sie können dadurch bald unglaublich erhöht, bald vermindert und ganz aufgehoben, bald ganz anders qualitativ modificirt werden. Jedes Fieber, jede Entzündung ist ein neugeschaffnes, andres Leben des Organismus. Welche Exaltation der Reizbarkeit, der Plastik und schaffenden Kraft, welche Verschiedenheit der äufsern Einwirkungen sehen wir da! In wenig Tagen erzeugen sich ganz neue Häute und Gefäfse, der milde belebende Reiz des Lichtes wird Gift für das entzündete Auge, Wasser für den entzündeten Magen. — Welche höchst wunderbare Erscheinungen bieten uns die Idiosyncrasien dar! Die Vergiftung mit Wuthgift versetzt das Nervensystem in den höchst spezifischen Zustand, dafs es die furchtbarste Antipathie gegen das Wasser erhält, und sich dieses zu ihr wie das heftigste Gift verhält. Die Berührung, der bloſse Anblick, der bloſse Gedanke erregt den schrecklichsten Schauder, die heftigsten Convulsionen. Umgekehrt erzeugt der Diabetes eine unüberwindliche Sehnsucht und unersättlichen Durst nach Flüſsigkeit. — Manche äuſsere Stoffe sind offenbar in ihrer ganzen Wirkung auf den Organismus bedingt durch solche spezifische Stimmungen des Lebens sie wirken nur da, wo eine solche ist, wir nennen sie daher spezifische Reize.

5. Endlich nun das Zutreten des geistigen Elements. Zuerst jene Zwischenwelt, da wo der Geist an den Körper grenzt, eine Art von Hades, so wie dieser zwischen Zeit und Ewigkeit gelegen, das Reich der dunklen Vorstellungen, Gefühle, Ahndungen, Träume, ein Schattenreich, was jeder Mensch in sich trägt, und was ganz eigentlich das Gebiet des Magnetismus zu seyn scheint.

Ferner der Act des Bewuſstseyns, wodurch wir selbst zum Experiment werden. Das Leben selbst wird nun Objekt, die innere Veränderung des Nerven wird Anschauung, die sich, im Bewuſstseyn aufgenommen, dadurch wieder mannichfaltig gestaltet.

Ja der Geist vermag selbst thätig einzuwirken auf das Organische, dasselbe und dessen Wirkungen vielfach umzugestalten, und ihm ganz neue, von allem vorhergehenden unabhängige, Richtungen zu geben.

6. Zu dem allen kommt nun noch die hohe Würde des Menschen als vernünftiges Wesen; Nicht blos ein Theil der Natur, sondern ein Mitbewohner einer höhern Welt, in der wir nicht willkührlich schalten dürfen; nicht blos als Mittel sondern als Zweck zu betrachten.

Ueberblicken wir alle diese Schwierigkeiten, alle diese sich durchkreuzenden, sich gegenseitig bedingenden und aufhebenden Verhältnisse, so begreifen wir leicht, wie schwer es ist, in der lebenden Physik einen reinen Versuch und völlig entscheidendes empirisches Resultat darzustellen. — Wir haben eine Erscheinung, eine Wirkung äufsrer Einflüsse, richtig, vielleicht mehrmals beobachtet. Nun fragt sich erst: Ist sie nur Wirkung dieses Individuums oder der Gattung, dieser Ursache oder einer andern? Und ist diefs durch mehrere Versuche ausgemittelt, so fragt sich wieder, ist die Erscheinung und diefs Causalverhältnifs vielleicht nur Wirkung eines eben jetzt entweder in den Aufsendingen oder in dem Individuum existirenden eigenthümlichen aber vorübergehenden Zustandes, nicht des Lebens überhaupt? Und ist auch dies ins Reine gebracht, so fragt sich wieder, welchen Antheil hat die Seele, der Wille, der geistige Einflufs, die Phantasie, ja der Beobachter selbst, wenn er ein Theil des Experiments ist, daran? — So kann also der Magnetismus etwas sehr Reelles, eine wahre Offenbarung einer geheimen Naturkraft, seyn, aber diese Offenbarung äufserst bedingt, nur in gewissen Individuen, nur unter bedingten Umständen, nur in einer eignen Stimmung desselben möglich, ja an Zeiten gebunden, in manchen mehr hervortretend, in andern weniger oder gar nicht wahrzunehmen seyn, und man wird das nicht zutreffende, das oft völlig fehlschlagende des Versuchs keineswegs als einen Gegenbeweis gegen seine Wirklickeit anführen können, so wenig als das nicht immer, sogar nur sehr bedingt, Erfolgen der ansteckenden Wirkung eines Stoffs ein Beweis gegen das Daseyn desselben und dessen organische Thätigkeit ist. — Es scheint meteorische Erscheinungen in der organischen Natur, so gut wie am Himmel, zu geben, und so wenig wir bis jetzt Nordlichter, Meteorsteine, selbst nur Wetterveranderungen, auf bestimmte Gesetze haben bringen können, und dennoch an ihr Daseyn glauben, eben so ist es mit den magnetischen Erscheinungen. Vielleicht bleiben sie ewig Erscheinungen ohne bestimmte Gesetze. — Kann es nicht auch hierin eine epidemische Konstitution geben, eine allgemein herrschende Stimmung der organischen Natur, welche diese Erscheinungen begünstigt und dafür empfänglicher macht? — Wie wunderbar sind überhaupt die Wirkungen der epidemischen und stationairen Constitution! Scheint es nicht wirklich, als wenn hier zwischen dem Organismus und der Atmosphäre und andern kosmischen Einflüssen eine Wechselwirkung Statt fande, ähnlich der Magnetischen! Wie ist es sonst zu begreifen, daſs eine Zeitlang allgemein die Lunge, ein andermal die Leber, ein drittesmal das Nervensystem in abnorme Thätigkeit gerathen; das andermal ganz neue Krankheitsstoffe entstehen, die sich dann allgemein verbreiten; einmal diese Stimmung, das andermal eine andere in allen Organismen herrschend wird?

— Und könnte nicht eben so gut das sensible System auf diese Weise manche Zeiten lang ganz vorzüglich hervortreten, und verfeinert, und dadurch für manche Einflüsse empfänglich werden, für die es gewöhnlich nicht ist! — Und so auch für die magnetischen! — Dafs ein solches Hervorherrschen des sensiblen Systems, des Gefühllebens, der Phantasie, zur Karakteristik unsers Zeitalters gehöre, habe ich schon anderswo (in der *Geschichte der Gesundheit*) gezeigt, und es mit dem Hervortreten der magnetisshen Phänomene in Verbindung gesetzt.

Es scheint in der That, wenn wir die Geschichte der Menschheit durchgehen, dafs es solche Perioden gegeben hat, wo auf einmal die Wunderkräfte mehr hervortraten, dann wieder andre, wo sie ruheten. So wie es in der Atmosphäre periodische Stimmungen, ganze Reihen von Jahren, von Trockenheit und Feuchtigkeit, Klarheit und Trübheit, giebt, zehn, zwanzig Jahre, wo keine Nordlichter erscheinen, dagegen aber Meteorsteine fallen, eben so kann es auch in der organischen Natur, dem Reflex jener allgemeinen, Perioden geben, wo diese organischen Nordlichts-Erscheinungen ruhen, dagegen nur greifbare Wirkungen, organische Meteorsteine, sich zeigen!

Ueberall stofsen wir ja im Reiche des Lebens an Erscheinungen, die uns zeigen, dafs es eine höhere Ordnung der Dinge giebt, und dafs es dazu gehört. Jener allgemeine Lebensprozefs der Erde, alles was auf Erhaltung der Gattung hinwirkt, die wunderbaren

Gesetze der Zeugung, die Erhaltung der Gleichzahl beider Geschlechter, zeugen davon.

Aber laſst uns nicht vergessen, daſs trotz diese tausendfachen Schwierigkeiten und Geheimnisse, die die Erkenntniſs und die Festsetzung der Gesetze in der belebten Welt erschweren, es dennoch gelungen ist, darauf eine so groſse und so wohlthätige Wissenschaft zu bauen, als die Heilkunst ist; die ganze Beziehung der Natur und ihrer Produkte in ihren heilsamen und schädlichen Wirkungen auf den Organismus zu bestimmen und zu benutzen, ohne zu wissen das Wie ihres Wirkens. Denn gehört nicht fast das ganze Heer der Arzneimittel in dieselbe Kategorie, und wissen wir wohl von ihrer innern Wirksamkeit viel mehr als von dem Magnetismus?

Das Factum
und seine Begründung.

Was ist Factum! — Diese so leichtscheinende Frage ist gerade die Hauptsache bei der Naturforschung, so wie bei der Geschichtsforschung, da ja beide auf etwas Gegebenem beruhen, und daher gleicher empirischer Natur sind.

Die Untersuchung des Factums aber faſst immer zwei Fragen in sich:

Erstens: *Was ist geschehen?*

Zweitens: *Wie* (in welcher Verbindung mit andern Thatsachen) *ist es geschehen?*

Beides ist unerläſslich zur factischen Wahrheit, beides fordert die strengste Prüfung. Zuerst die genaueste Festsetzung, daſs das wirklich ist, was angenommen wird, damit wir nicht wieder in die Geschichte vom goldnen Zahn verfallen, über dessen Möglichkeit und Erklärung man zehn Jahre lang Bücher geschrieben hatte, bis sich endlich entdeckte, daſs gar kein goldner Zahn da gewesen war. Und dann die Causalverbindung, damit wir nicht wieder dahin kommen, Nervenzufälle und Geisteskrankheiten für Wirkung höherer Kräfte zu halten, die ihren Grund im Unterleibe haben.

In der allgemeinen Natur ist diese Beimmung einfacher und leichter. Hier haben wir es mit blofs objektiven Thatsachen zu thun, die also von mehrern zugleich beobachtet werden können; wir können den Versuch genau unter denselben Bedingungen wiederholen. Wir können messen, wägen, berechnen.

Aber ganz anders ist es im Reiche des Lebens, wie wir oben gesehen haben. Hier hort auf das Gebiet des Mefs- und Wägbaren, die strenge Prufung der Zahlen, selbst endlich die Objektivitat und der feste Punkt aufser uns. Hier ist nicht blos die aufsere sondern auch die innere Wahrheit des Factums zu untersuchen.

Hier ist jezt die Frage diese: *Ist der Traum auch ein Factum?* — Denn darum dreht sich, genau genommen, unsre ganze Untersuchung.

Nun ist gar nicht zu läugnen, dafs dem Naturforscher *Alles* Factum heifst, was in die sinnliche Erscheinung eintritt. Die sinnliche Erscheinung aber ist eine zweifache, die äussere und die innere (gewöhnlich die objektive und subjektive genannt). Dieser Unterschied ist aber nur causal, die Erscheinung selbst ist immer etwas *Inneres*, ein in uns selbst erzeugtes Bild, oder überhaupt ein in uns selbst erzeugtes *Etwas*. — Der Stern, den der Sirius in meinem Auge erzeugt, und der, den ich durch einen Druck des Fingers auf das verschlossene Auge erzeuge, oder der bei vollblütigen Leuten durch Andrang des Bluts entsteht, ist immer der nehmliche Stern, das nehmliche Factum für die innere Anschauung; der einzige Unterschied ist, dafs ihn das eine mal der Lichtstral des Sirius, das andremal der mechanische Druck des Fingers, das drittemal ein unwillkührlicher ja unbewufster Andrang des Bluts, erzeugte.

Ein Traum — und dahin gehört jede Erscheinung, jede Ahndung, jedes inwendige Sehen, ja jeder Schmerz, jede Empfindung — ist demnach ein Factum, aber ein inneres, und eben deswegen nur dem wahrnehmbar, in welchem es sich zuträgt. Es kann demnach von keinem andern Beobachter, so wie ein äufseres Factum, selbst gesehen, versucht und nachgeprüft werden; sondern mufs, wie eine historische Thatsache, durch Zeugenaussage (denn der, in welchem das Factum vorging, verhält sich dazu nur wie ein Zeuge, der es in sich beobachtete), und durch Wirkungen nach aufsen, welche demselben entsprechen, und die dann auch von andern wahrgenommen werden können, bekräftigt werden.

Mit der Zeugenaussage sieht es hierbei immer mifslich aus. Denn es ist immer nur *ein* Zeuge, und jeder Richter verlangt deren wenigstens zwei. Denn erstens kann der Zeuge unwahr seyn, und zweitens kann er sich täuschen. — Und wie sehr man sich eben für solchen Täuschungen, ja absichtlichen Betrügereien, bei diesen Gegenständen zu hüten habe, kann nicht genug erinnert werden. Hat nicht schon selbst der fromme Betrug sie sich erlaubt! Wie vielmehr der nicht fromme!

Es bleibt also für die strenge Untersuchung nichts übrig zur Bewahrheitung eines solchen innern Factums, als die Wirkung nach aufsen, wozu wir auch unsern Köiper rechnen, so wie die Seele anderer Menschen. Denn eben diefs zeichnet die neuern Erscheinungen aus, dafs solche Einwirkungen unmittelbar auf das Geistige im Menschen möglich seyn sollen, und es läfst sich a priori die Möglichkeit nicht geradezu abläugnen, dafs es so feine Media geben könne, um dergleichen Einwirkungen zu vermitteln. Es ist zu untersuchen, ob in der äufsern Welt der Erscheinungen, wozu sowohl die Sinnenwelt als die Geisteswelt gehört, Facta wahr zu nehmen sind, die mit den innern so zusammen hängen, dafs sie als gegenseitig bedingt und in Beziehung stehend angesehen werden müssen.

Auf diesem Wege allein kann nun auch zugleich die zweite Frage aufgelöset werden: Wie und durch welche Ursachen wird das Factum bedingt und vermittelt?

Hier aber treten, auch bei völliger Glaubwürdigkeit der Zeugen, wiederum folgende Gefahren für die Wahrheit ein:

Zuerst die *unbewufste Tendenz des Willens*. Wie vieles gestaltet sich in uns gerade deswegen so und nicht anders, weil wir oft, ohne es zu wissen, dahin streben! Wie vieles kann dadurch selbst bei einem wahren redlichen Menschen, schon in der Anschauung, und noch mehr in der Erzählung, einer Thatsache sich ändern! Man sieht anders, wann der Geist anders gestellt ist.

Sodann die *Erinnerung*, *die schlafenden*

Ideen. Es liegen in unsrer Seele Millionen Erinnerungen, Bilder, Gefühle, Ideen, deren wir uns im wachendem Zustand durchaus nicht bewufst sind; sie scheinen in einem schlafenden gebundenen Zustande zu seyn. Oft durch äufsere unerwartete Anstöfse, mehr aber noch durch einen exaltirten Zustand des Innern, Fieber, Nervenaufregung, oder auch durch jenen eigenthumlichen temporellen physischen Nerventod, den wir Schlaf nennen, und so auch durch den magnetisch erregten, werden sie frei und beweglich, und kommen zum Bewufstseyn. Wer hat nicht schon solche Ereignisse in sich selbst erlebt, die ihn Anfangs als etwas ganz unbegreifliches, durch nichts von aufsen gegebenes, erschienen, und die dennoch bei genauer Nachforschuug mit einem, oft in der frühesten Jugend, erhaltenen Eindruck, Gedanken, oder Ereignisse in Verbindung standen? — Sehr merkwürdig ist in dieser Hinsicht die Geschichte des alten Meklenburgschen Bauers, von der *Moritz* erzählt, der in einem hitzigen Fieber griechisch sprach, und zwar das erste Kapitel des Evangelium Johannis, ohne sich weder vor noch nach der Krankheit das geringste davon erinnern zu können, bis ihm endlich einfiel, dafs er vor vierzig Jahren als Knabe den griechischen Lehrstunden der jungen Herren seines Edelhofs, nur als Beisitzer, um sie an das Sitzen zu gewöhnen, hatte beiwohnen müssen; und da hatte sich durch das ewige Vorexponiren dieses griechische Fragment so seiner Seele eingeprägt, dafs er es 30 Jahre unbewufst mit sich trug, bis es jetzt plötzlich erwachte. — Wie viel solcher Ideen, solcher Reminescenzen konnen auch im magnetischen Schlafe reg und wirksam werden, und werden es wirk lich! — Woher anders kommt es, dafs si gerade eben die Art von Denkform über ihr Krankheit, über höhere Dinge, haben, welch ihrer Zeit, ihrem Ort, ihrem Grade von Kul tur, ihrer religiösen Ansicht, ihrem Magnet sirer, entsprechen? Dafs sie die nehmliche Mittel wählen, die ihrer Gegend, ihren Aerzten ihrer Zeit gewöhnlich sind? — Warum ve ordneten sich die Somnambulen in Bremen die dort gewöhnlichen, die in der Schwei ganz andere, aber eben da gewöhnliche Mittel?

Endlich *die Macht des Zufalls.* — Welch wunderbare Zusammentreffungen geschahe schon, und geschehen noch täglich durc ihn! Hat man nicht die Gesetze der Wahr scheinlichkeit selbst berechnet, so dafs unte einer gewissen Menge gegebener Fälle ei solches Zusammentreffen nothwendig erfolge mufs! — Das *post hoc, ergo propter hoc,* is noch immer einer der gewöhnlichsten Feh schlüsse, die wir in der Naturwissenschaf machen sehen. Es geschieht etwas nacl einer gewissen Ahnung oder Vorhersagung Geschieht es auch eben deswegen, ode waren beide Ereignisse nur zufällig verbun den? — Es erfolgt eine Heilung nach eine gewissen Einwirkung. Ist diese Wirkun Folge davon, oder von etwas andern, un jenes nur ein zufälliges Zusammentreffen?

Zu dem allen kommt nun noch *di Neigung des Menschen zum Wunderbaren,* selbs das edle Streben nach dem Höhern und Un bekannten, der Trieb etwas neues, etwas aufserordentliches zu sagen, die Eitelkeit sich wichtig oder interessant zu machen. Es bleibt also nichts wichtiger als die gröfste Strenge der Prüfung gegen sich und andre.

Die Hauptregel dabei würde diese seyn:

Zuerst den Versuch, die Beobachtung selbst, so oft wie möglich und unter den verschiedensten Verhältnissen und Causalverbindungen zu wiederholen. Sodann zu untersuchen, ob man nicht die Thatsache an schon bekannte und entschiedene Naturgesetze anknüpfen könne, und, wo es irgend möglich ist, es lieber zu thun, als eine unbekannte anzunehmen. Schon nach dem alten Grundsatz der Einfachheit: *Entia non sunt multiplicanda praeter necessitatem.*

Ist das aber nicht möglich, dann strenge zu prüfen, ob beide Thatsachen jederzeit zugleich oder nach einander eintreten, ja ob diefs auch nur in der Pluralität geschieht. — Im ersten Falle ist der Causalzusammenhang gewifs, im zweiten wenigstens hochstwahrscheinlich, auch wenn wir gar keinen Grund des Zusammenhangs erkennen könnten. — Allein selbst dann ist noch Täuschung möglich. Wie lange glaubte man nicht an des Tycho System der Weltordnung, denn die Erscheinungen folgten darnach eben so richtig und liefsen sich berechnen? Und doch war es Tauschung. — Wie lange an das Phlogiston in der Chemie als ein ausgemachtes Factum! — Und wie viel mehr in der belebten, in der geistigen Welt!

Machen wir nun die Anwendung auf die magnetische Erscheinung. — Es hat von jeher Träume gegeben, es sind von jeher zuweilen Träume eingetroffen. Aber es sind so viele nicht eingetroffen, dafs man den Zusammenhang jenes einzelnen Zusammentreffens nicht für nothwendig, sondern für zufällig halten mufste, und kein Naturgesetz darauf gründen konnte. Eben so im magnetischen Schlaf. Viele Vorhersagungen in demselben, und von vielen bin ich selbst Zeuge gewesen, sind *nicht* eingetroffen. Manche sind es. — Nun kommt es also darauf an, durch fernere strenge Prüfungen zu untersuchen, unter welchen Bedingungen, mit welcher Präcision in den genauesten Umständen der Uebereinstimmung des innern Factum mit dem äufsern, sie eintreffen, und in welchem Verhältnisse zu den nicht eintreffenden sie stehen.

Es hat von jeher Gespenster gegeben. Für viele Menschen waren sie ein Factum und sind es noch. — Man glaubt nicht mehr daran als objektives Factum, als inneres Factum lassen sie sich nicht läugnen; Jedes Fieber vermag sie zu erzeugen.

Man erlaube mir hierbei aus der Menge solcher Beispiele einen der stärksten Belege anzuführen: die Geschichte *des Teufels.* Niemand wird läugnen, dafs er eine grofse Rolle in der Welt gespielt hat. Er gehörte zu den alltäglichsten Erscheinungen, an denen kein Mensch zweifelte, die sehr viele gesehen, ja mit ihm gesprochen und vertrauten Umgang gepflogen hatten. Man wufste, wie er aussah, wie er sich trug, an welchem Orte er sich am liebsten aufhielt, welche er vermied. Er wirkte in die Natur, richtete grofsen Schaden an, brachte Menschen und Thiere ums Leben. Und von der Wahrheit alles dessen waren die Menschen so überzeugt, dafs der eine Theil sich mit diesem festen Glauben verbrennen liefs, der andre aus eben dieser Ueberzeugung die unschuldigsten Menschen zum Feuer verdammte. — Diefs sehen wir nun alle jetzt klar als Täuschung ein, der Teufel ist in dieser Gestalt wirklich aus der Welt verschwunden, blos weil man nicht mehr an ihn glaubt.

Aber solche Beispiele müssen uns vorsichtig und äufserst behutsam machen, dem Zeugnifs der Sinne, besonders dem innern, zu schnellen Glauben beizumessen. Dieser Teufel war allerdings für jenes Zeitalter und für jene Menschen ein Factum, aber ein inneres, und man vergafs, genau und streng die objektive Wahrheit dieser innern Erscheinung auszumitteln. Daher der Aberglaube, die Geistesbethörung, zuletzt die Hexenprozesse und Scheiterhaufen.

Und hier mischt sich nun ein sehr gewöhnlicher und natürlicher, aber für diese Untersuchung höchst nachtheiliger Umstand ein, dafs wir nämlich tausend Träume, tausend Vorhersagungen und Ahnungen, welche nicht zutreffen, vergessen, und nicht davon reden, die eine unter Tausenden aber, wo es zutrifft, und vielleicht eben nach der Regel der Wahrscheinlichkeit einmal zutreffen mufste, wird erzählt und als Beweis aufgeführt.

Könnte man gegen jede eingetroffene die Tausende nicht eingetroffener stellen, wie würde ihr Werth verschwinden!

Diefs sey genug, um aufmerksam zu machen auf strenge Prüfung, und zu zeigen, wie viel dazu nöthig ist.

Lebendige Ausströmung.

Das erste erregende der magnetischen Erscheinungen ist unstreitig eine Ausströmung eines lebenden Menschen, also eine lebendige Ausströmung, Lebensatmosphäre. — Diefs habe ich gesagt, und sage es noch. — Aber diefs hat man wunderbar genug | in das Wort Excrement übersetzt, und sich in diesem Ausdruck gefallen. Ist denn alles, was von dem Menschen ausgeht, Excrement? Ist es etwa der Zeugungsstoff auch? — So gut wie in diesem etwas von dem Menschen ausgeht, was sogar eine neue Schöpfung beginnen kann, so kann auch aus seinen Fingerspitzen etwas ausströmen, was mächtig in ein andres Wesen eingreifen kann, und diefs habe ich durch die Vitalität jenes exhalirenden Stoffes andeuten wollen. — So wie jeder Mensch Wärme ausströmt, und beständig eine Atmosphäre von ausströmender Wärme um sich her bildet, so auch eine magnetische, eine noch feinere *vitale*. — Ist ja nicht selbst durch die magnetischen Versuche dargethan, dafs auch die Ausathmung der Lunge diese Kraft hat?

Ich hätte gehofft, dafs der, der schon vor 20 Jahren auf das Leben des Bluts und der Säfte und auf die belebende und Lebensverlängernde Kraft der Atmosphäre der Jugend aufmerksam machte, für solchen unbilligen Mifsdeutungen hätte gesichert seyn sollen.

Kraftübertragung, Ansteckung, Zeugung.

Sein Daseyn, so wie die Receptivität dafür, sind bedingt durch individuelle und gegenseitige Verhältnisse, auf ähnliche Art, wie der flüchtige Ansteckungsstoff.

Unter allen organisch-dynamischen Prozessen ist keiner, welchem der Magnetismus sowohl in seiner Erzeugung als in seinen Eigenschaften so nahe kommt, als der Prozeſs, oder vielmehr das *Gesetz* der *Ansteckung* — denn mehr wissen wir auch nicht davon als das Gesetz. — Aber nicht etwa blos in Beziehung auf Pocken und Masern gedacht, sondern im weitesten Sinne genommen, wo dieser Prozeſs zu den höchsten Operationen der organischen Natur gehört, und uns Blicke in das Innerste thun läſst, ja selbst der Zeugungsprozeſs mit ihm zusammenfällt. Die teutsche Etymologie schon spricht es sehr sinnvoll aus. Sie ist vom Feuer genommen, von der Uebertragung der Flamme, des brennenden Lebens, von einem Korper zum andern.

Das Gesetz heiſst demnach: So wie die flammende Thätigkeit von einem Körper in den andern ubergetragen, und dadurch in dem andern ein ähnlicher Prozeſs und ein ähnliches Produkt erregt werden kann, eben so kann auch eine organische

nische Kraft und Thätigkeit von einem Körper auf den andern übergetragen, und in dem andern dadurch eine ähnliche organische Thätigkeit, ein neues organisches Leben und ein jenem ähnliches Produkt, erzeugt werden. Diese Uebertragung geschieht durch einen Stoff, welcher den Keim jenes organischen Lebens in sich trägt. Diefes geschieht bei der Zeugung; durch Vermittlung und Uebertragung eines lebenden Stoffs wird eine neue organische Thatigkeit, ein neues organisches Leben, in dem andern Körper erweckt, dessen Produkt dem zeugenden ähnlich ist. Dasselbe geschieht bei manchen abnormen Lebenszustanden, die wir deshalb ansteckende Krankheiten nennen.

Untersuchen wir nun genau, in wie fern sich diefs auf den Magnetismus anwenden läfst:

1. Noch niemand hat den Ansteckungsstoff gesehen. Er ist durchaus nicht sinnlich, noch weniger chemisch, darzustellen; denn das, was man gewöhnlich so nennt, die Materie, ist nur Träger desselben. Durch die Zeit, durch Hitze, durch Kälte, kann der Ansteckungsstoff zerstört werden, und die Materie bleibt. — Eben so ist der magnetische Stoff, der in den andern Organismus einwirkt, durchaus nicht sinnlich darstellbar.

2. Er kann entweder durch unmittelbare Berührung, oder in einiger Entfernung, mitgetheilt werden. — Eben so das magne- Agens.

3. Er kann sich mit festen Körpern verbinden, und durch diese in weiter Entfernung fortgetragen werden. — Eben so das magnetische Agens, das, wie man durch Erfarung beweist, durch magnetisirte Flaschen und andere Träger in weite Entfernung getragen werden kann.

4. Andere Körper hindern seine Mittheilung und Uebertragung, sind Isolatoren. — Eben das hat man bei dem magnetischen Agens bemerkt.

5. Er bedarf zu seiner Wirksamkeit im Organismus eine gewisse Receptivität desselben, welche spezifisch und relativ, von Zeiten und aufsern Bedingungen abhängig ist, daher das einemal fehlen, das anderemal vorhanden seyn kann. Auch hier scheint auf individuelle Verhältnisse zu einander sehr viel anzukommen; daher bei dem einen und von dem einen die Ansteckung leichter erfolgt, als bei und von dem andern. — Ganz dasselbe sehen wir bei der magnetischen Mittheilung.

6. Je länger man sich in der contagiösen Atmosphare aufhält, desto mehr disponirt man sich, desto höher pflegt auch die Wirkung sich zu steigern. — Aehnlich ist die erhöhte Wirkung bei dem gemeinschaftlichen Magnetisiren, dem Baquet.

7 Durch die Ansteckung wird nun in dem Organismus ein neues eigenthümliches abnormes Leben erzeugt, erst mehr local, in der Sphäre der Vegetation, späterhin bei manchen hoher, bis zu der sensiblen, ja bis zur geisti-

gen Sphäre (wie z. B bei der Wasserscheu.) — Eben so bei der magnetischen Affektion, erst vegetative und locale Veranderungen, die allein schon Heilung bewirken konnen, aber eben deswegen ein hervorgerufenes neues organisches Leben bezeichnen. Weiterhin das Erwecken eines neuen höchst eigenthumlichen Nervenlebens, des Somnambulismus.

Aber es giebt auch höhere mehr geistige Ansteckungsarten, die nicht durch Stoffe, sondern durch geistige Perzeption bedingt sind. So erregt Gähnen (eine Art von Krampf) des einen Gahnen des andern; Lachen erregt Lachen, der Anblick epileptischer Menschen Epilepsie; ja der Bifs eines nicht wüthenden Hundes kann Wasserscheue erregen.

Das Wesen der Sache bleibt ein Geheimnifs, wie das Leben selbst und wie jede Kraft. — Was wissen wir überhaupt von Kraftübertragung? — Wenn ich eine Kugel werfe, so übertrage ich ihr auch einen Theil meiner Kraft, und sie theilt ihn wieder mit dem Körper, den sie trifft. Was ist nun das, was ich ihr mittheile? Es ist offenbar eine Uebertragung und eine Erweckung gleicher Thätigkeit selbst in dem todten Körper.

Magnetismus erzeugt einen abnormen Zustand des organischen Lebens.

Die Erklärer des Magnetismus zerfallen in zwei Partheien. Die eine nimmt ihn für einen erhöhten Zustand des Lebens — eine Lebensverklärung, Annäherung zur geistigen Welt —; die andere für einen herabgestimmten — ein Hervortreten der Animalitat und des Instinkts bei aufgehobener Spontaneität und Freiheit —; eine dritte endlich für Krankheit des Nervensystems. — Wir wollen dies hier nicht untersuchen. Aber so viel bleibt gewifs, es ist ein abnormer Zustand des Lebens, der durch den Magnetismus erregt wird. Diese erhöhten Gefühle, diese veränderten Funktionen, diese neuen Sympathien und Antipathien, diese somnambulistischen Erscheinungen, gehören nicht zur Regel und Bestimmung des Lebens; niemand wird wünschen, dafs sie permanent oder allgemein würden; es ist und bleibt ein Heraustreten aus der uns angewiesenen Sphäre und Ordnung. Selbst die merkwürdigen Heilungen organischer Uebel sind ja nur zu erklären durch eine Veränderung des Reproductionsprozesses, des chemischen Lebensprozesses.

Aber diefs ist kein Vorwurf, sondern eine unentbehrliche Bedingung jedes Heilungsprozesses. Jedes Heilmittel bewirkt ja die Heilung nicht unmittelbar, sondern mittelbar, durch Anregung und Hervorbringung eines neuen veränderten Lebensprozesses einer künstlichen Krankheit, welche den vorhandenen krankhaften Zustand des Lebens aufzuheben vermag. Das sehen wir am deutlichsten, wenn ein gesunder, also im normalen Zustand befindlicher, Mensch Arzneien nimmt; er wird krank. Und eben das wollen mehrere von der Anwendung des Magnetismus bei Gesunden bemerkt haben.

Thatsachen des Magnetismus, und Zusammenstellung derselben mit ähnlichen Erscheinungen.

Das beste Mittel bei der Untersuchung neuer Naturerscheinungen und zu Erforschung ihres Wesens, ist unstreitig, die Vergangenheit und Gegenwart zu befragen, und zu sehen, ob schon ähnliche Erscheinungen vorhanden waren, und wie sie sich zu diesen verhalten. Diefs wollen wir jetzt mit dem Magnetismus thun. Wir wollen durchgehen, was bis jetzt darinn als Thatsache anerkannt ist, und nun untersuchen, was ist darinn neu und eigenthumlich, oder schon in ahnlichen Erscheinungen da gewesen.

1. Durch eine nach gewissen Regeln geschehende Berührung oder Bestreichung eines lebenden Individuums mit der Hand eines andern werden gewisse Wirkungen hervorgebracht, die wir magnetische nennen.

Schon hier zeigt sich eine bedeutende Verschiedenheit unter den Beobachtern. Einige haben die Wirkungen durch das Streichen in der bestimmten Direktion von oben nach unten hervorgebracht; Andre durch blofses Auflegen der Hande; Andre durch das Streichen in entgegengesetzter Richtung; noch Andre ohne alle Berührung durch das Bewegen oder Halten der Hand über dem Körper; noch Andre blos durch den Blick; ja noch Andre ohne alle materielle Vermittlung, blos durch den festen Willen, durch die auf einen Gegenstand fest gerichtete und darauf concentrirte Kraft des Geistes (Puysegur und seine Schule).

Auf ähnliche Weise hat auch der alte Magus durch sein Zauberwort, der neuere Exorzist durch seinen Exorzismus, der Wunderarzt durch Auflegen von Zeddeln, Amuleten, Karakteren, ungewohnliche Wirkungen im Organismus erzeugt, und Krankheiten geheilt. Diefs sind ebenfalls Facta, und durch sehr viele und unpartheiische Zeugen bestätigt. — Nicht alles, was der Exorzismus gethan, ist Betrug. Es sind mir ganz zuverlässige und unlaugbare Thatsachen bekannt, wo *Gasner* alte und eingewurzelte Krankheiten geheilt hat, durch nichts als seinen Exorzimus. — Diefe Facta sind aber für uns eben so gut physiologische Erscheinungen, und müssen als solche eben so gut anerkannt und mit in die Untersuchung gezogen werden, wie die magnetischen; wir bekümmern uns nicht darum, was man sich dabei dachte, sondern was geschah; über das *innerlich Wirkende* dabei wissen wir von den magnetischen eben so wenig gewisses, wie von jenen, und so fallen sie mit ihnen in eines zusammen; denn was ist für ein Unterschied unter den Wirkungen und der Wirkungsart eines Worts, eines Blicks, eines Hauchs, oder des Ausstreckens der Finger?

2. Durch ein Bestreichen oder Bewegen der Finger, dem entgegengesetzt, wodurch die magnetische Wirkung erzeugt wurde, wird dieselbe wieder aufgehalten.

Diese Thatsache wird von allen Beobachtern bestätigt, und auch ich habe mich mehrmals davon überzeugt.

3. Durch obige Manipulation werden nun mannichfaltige sowohl örtliche, als allgemeine Wirkungen erzeugt.

Die örtlichen sind, Milderung örtlicher Schmerzen und Krämpfe, Gefühl von Wärme, welches zuweilen bis zu schmerzhaften, elektrischen Funken ähnlicher, Hitze steigen kann, unwillkührliche Bewegung der Theile.

Die allgemeinen sind gewöhnlich ein Gefühl von Wohlbehagen und Ruhe, Entfernung allgemeiner Krankheitsgefühle, Schläfrigkeit.

Und so erfolgt dabei auch Heilung mancherlei Krankheiten. Zuweilen aber erfolgt gar keine sinnlich erkennbare Wirkung des Magnetismus, und dennoch verschwindet die Krankheit; davon giebt es eine Menge Beispiele. Auch ich sah dergleichen, und selbst die wichtige Heilung jener Tagblindheit, die ich im Jahr 1808 in diesem Journal bekannt machte, geschah ganz ohne sinnlich bemerkte Wirkungen der magnetischen Operation.

Aber auch eine Menge nicht magnetisch genannter Kuren dieser Art gab es und giebt es noch.

Aufser denen, auf ähnliche Art bewirkten Heilungen der alten Magier und neuen

Exorcisten, gehören hieher die sympathetischen Kuren, wo durch vorhergehendes Bestreichen des kranken Theils und nachheriges Vergraben, Verbohren, Verwachsen des damit in Verbindung gesetzten Körpers, Heilungen bewirkt wurden, wovon ich ebenfalls gar manche gelungene Wirkung gesehen habe. — Ferner gehören hieher die oft •underbaren Heilungen unsrer Schäfer und Wunderfrauen durch kunstmäfsiges Streichen und Reiben gelähmter oder contrakter Gliedmafsen; die auch von mir oft als wahr beobachtete Vertreibung des Rothlaufs durch Besprechen oder Feuerschlagen; die plötzliche Lösung der Stummheit von Crösus Sohne, als er seinen Vater in Lebensgefahr erblickte. — Der bekannte Graf *Thun* legte auch seine Hand auf gelähmte Theile, brachte wunderbare Wirkungen und Heilungen in denselben hervor, und glaubte an eine Wunderkraft seines Arms. Der sel. *Klaproth*, der einst mit ihm zugleich im Karlsbad war, versuchte dasselbe, und brachte die nämlichen Wirkungen hervor. — *Cardanus* erzählt uns eine höchst merkwürdige Geschichte von einer Frau, die er selbst mit ansah, welche sehr lange an dem fürchterlichsten Schmerz und Krampf in der Blase gelitten hatte, so dafs man bald Steine, bald innere Geschwüre vermuthete, die heftigsten Mittel, selbst Operation und glühend Eisen, vergebens angewendet hatte. Ein in ihr Haus kommender Magus überredet sie, dafs es blos Wirkung dreyer Dämonen sey, die er in einem Krystall um ihr Bette sähe — citirt einen vierten mächtigern Dämon, und läfst durch ihn die andern fesseln und wegführen. Hierauf schläft die Kranke ein, erwacht frei von ihren Schmerzen, und erholt sich bald völlig. — Die Wirkungen der Sympathie, die aus dem Alterthum auf die neuern Zeiten übergegangen sind, was sind sie anders? — Ich habe selbst. und zu wiederholten Malen gesehen und das Experiment selbst angestellt, dafs man durch das Kochen des Urins eines Menschen mit einem vitriolischen Pulver denselben in der Entfernung, ja auf mehrere Meilen weit, während des Kochens in heftigen Schweifs bringen, und dadurch Gichtübel heilen kann. Die Thatsache ist eben so wahr, wie irgend eine der neuesten. — Alles Wirkungen geheimer, uns bisher unbekannter und unerklärbarer, Kräfte und Körperverbindungen — die ebenfalls zuweilen zutreffen, zuweilen nicht, wie die magnetischen, und von denen sich vielleicht eben so viele Facta gelungener Wirkung auffuhren lassen, wie von den magnetischen.

5. Aber die magnetischen Wirkungen erfolgen nicht in jedem magnetisirten Organismus. Bei vielen erfolgt gar nichts. Auch zeigt sich hierbei ein relatives Verhältnifs, so dafs das nehmliche Individuum, was von dem einen nicht magnetisch afficirt werden kann, es durch ein andres wird, und umgekehrt.

6. Diese Erscheinungen und heilenden Wirkungen können auch durch leblose Körper, welche auf obige Art magnetisirt worden, hervorgebracht, ja solche als Träger der Kraft in der Entfernung benutzt werden. Dahin gehört das Baquet, das magnetisirte Wasser, die magnetisirten Flaschen, welche, in der Entfernung auf den Körper gelegt, Besänfti-

gung von Schmerzen eigne Empfindungen und heilende Wirkungen hervorgebracht haben. Alles diefs sind Facta, durch vielfache Beobachtungen bestätigt.

Aber eben so wahr und durch unzählige Beobachtungen bestätigt sind die Facta von Tragern andrer Wunderkräfte. Die alte und neue Welt hat von Amuleten und magischen Zeddeln ähnliche Wirkungen gesehen. Wie oft sind schon kalte Fieber, Zahnschmerzen, und andere Krankheiten durch das Tragen eines solchen Zeddels geheilt worden! — Der Gläubige legt sein Heiligenbild auf, und es erfolgen dieselben Wirkungen, dieselben Milderungen der Schmerzen, in Krämpfen dieselbe Hülfe.

7. Zuweilen, aber nach Verhältnifs selten, erfolgt bei dem Magnetisiren das Einschlafen, welches oft ein blofser Schlaf bleibt, aber zuweilen, wiewohl noch seltner, übergeht in den Somnambulismus.

Dieser merkwürdige Nervenzustand ist ein von den ältesten Zeiten her vorkommendes und beobachtetes Factum, von den Aerzten unter den Namen *Somnambulismus*, *Catalepsis*, *Catochus*, *Ecstasis*, beschrieben.

Die Erscheinungen dieses natürlichen Somnambulismus haben die gröfste Aehnlichkeit mit denen des künstlich erregten.

8. In diesem Zustand erscheint der Magnetisirte ganz wie ein Schlafender, mit geschlossenen Augen, ohne die mindesten Verände

rungen in den Lebensverrichtungen, hat keine Verbindung mit der äufsern Welt durch die Sinne, er sieht, hört und fühlt nicht.

Die nämlichen Erscheinungen bietet uns der natürliche Somnambulismus, die Catalepsis, die Ecstase, die Ohnmacht, dar.

Alle betäubende Gifte, Opium, Hyoscyamus, Belladonna erzeugen einen ähnlichen Zustand. — Auch bei den alten magischen Operationen versetzte man sich durch Zaubertränke, aus ähnlichen Substanzen bereitet, durch Räucherungen, durch Reibungen mit gewissen Salben, die auch dergleichen enthielten, in einen solchen cataleptischen Schlaf. Die Indier bewirken diefs noch jetzt durch den Genufs einer solchen Mischung von Hanf, Datura und andern betäubenden Stoffen, und erzeugen sich dadurch einen schlafenden Zustand, in welchem sie die wunderbarsten und seligsten Erscheinungen haben. — Alle Zaubereien des Mittelalters, von denen uns in den Hexenprozessen eine unzählige Menge aufbewahrt sind, stimmen darin überein, dafs ihr dämonischer Umgang nie im Wachen, sondern immer in einen solchen schlafähnlichen Zustand Statt gehabt hat, und dafs dieser nach Willkühr durch solche Reibungen erregt werden konnte. *Bodinus* erzählt uns als Augenzeuge, dafs er gegenwärtig war, wie eine solche, nachdem sie den ganzen Körper erst trocken, und dann mit dieser Salbe eingerieben, in einen tiefen Schlaf gefallen, worin sie unvernehmliche Worte gesprochen, nachher aber von Reisen und weit entfernten Gegenden erzählt, die sie in der Zeit gesehen.

9. Bei diesem schlafähnlichen Zustand bleibt zuweilen ein inneres Bewufstseyn und ein Theil der gewöhnlichen äufsern Sinnlichkeit Der Magnetisirte hört, und beantwortet Fragen, die an ihm geschehen, ohne sich dessen nachher bewufst zu seyn. — Eine Kranke, die ich beobachtete, verfiel jedesmal und sehr leicht, wenn sie magnetisirt wurde, in den magnetischen Schlaf, aber so, dafs sie unwillkührlich, ja trotz aller Gegengewalt, die Augen schliefsen mufste, den gewöhnlichen Gebrauch ihrer Glieder verlor, selbst eben so schnarchte, wie ein Schlafender, aber dabei hörte, was um sie her vorging. sprach, und antwortete wie gewöhnlich, und sich selbst wunderte, dafs sie die Augen schliefsen und schnarchen mufste, was ihr selbst sehr zuwider war. — Aehnliches wird auch im natürlichen Somnambulismus beobachtet.

10. Zuweilen ist bei diesem Zustand die äufsere Sinnlichkeit ganz verschlossen, und der Mensch von der Aufsenwelt ganz abgeschieden. Aber es erwacht eine neue, welche durch Theile der äufsern Hautbedeckung, die Herzgrube, die Fingerspitzen und Hände, auch die Fufszehen, sinnliche Eindrücke und Wahrnehmungen der Aufsenwelt aufnehmen kann, so dafs der in diesem Zustand befindlicche durch diese Theile hören, sehen, riechen kann.

Das nämliche hat man auch bei dem natürlichen Somnambulismus bemerkt, und wurde es gewifs schon früher und häufiger beobachtet haben, wenn man die Versuche mit ihm angestellt hätte, die man jetzt anstellt. — Aber zufällig hatten sich schon früher Spuren einer möglichen Vermittlung, wenigstens des Gehörsinns, auf anderen Wegen gezeigt. Der berühmte Roſsarzt *Kersting* in Hannover litt an einer völligen Taubheit. Eines Abends saſs seine Frau neben ihm, kuſst seine Hand, und spricht einige Worte hinein. Diese versteht er zu seiner groſsen Freude, und von der Zeit an war die Hand der Weg sich ihm hörbar zu machen. — Bei dem natürlichen Somnambulismus verdanken wir Hrn. *Petetin* die ersten genauen Versuche hierüber. — Aber auch bei diesem neuen Sinn bleiben die Formen der alten Sinnlichkeit, Hören, Sehen u. s. w. Es ist also, genau genommen, kein neuer Sinn, denn dazu gehört eine neue Form der Wahrnehmung, sondern nur eine neue Art der Zuleitung, ein neuer Weg der äuſsern Eindrücke zu den Sinnen. Immer bleibt es auch hier das Auge, (aber das innere Auge, der innere Gesichtssinn) welcher sieht; das innere Gehörorgan, welches hört; die allgemeinen Gefühlsnerven sind nur hier Leiter für spezifische Einwirkungen geworden.

10. In diesem Zustande zeigt sich eine eigenthümliche und innige Verbindung zwischen dem Magnetisirer und Magnetisirten, so daſs der letzte gewöhnlich nur durch den erstern mit der Auſsenwelt in Verbindung steht, nur ihm antwortet, nur ihm folgt, ja folgen muſs; die Berührung, ja Annäherung andrer Personen und Sachen, z. E. Metalle, erregt oft gar keine, oft unangenehme Empfindungen.

Alles dieſs kommt auch im natürlichen und krankhaften Somnambulismus vor.

11. Es stellt sich hierbei zuweilen der Zustand des *Inwendigsehens* ein, d. h. sie können ihren Krankheitszustand, ihre innern Eingeweide, sehen und beschreiben. Dieses Vermögen erstreckt sich zuweilen auch auf das Sehen von Personen, die mit ihnen in magnetische Verbindung gesetzt werden, und deren Krankheitszustand.

12. Bei manchen stellt sich der Zustand des *Fernsehens* ein, welcher zweifach ist, über die gewöhnlichen Grenzen des Raums und über die Grenzen der Zeit hinaus, (*Vorhersehen.*)

Im ersten Falle erblicken sie Gegenstände, die weit von ihnen entfernt oder durch undurchsichtige Wände von ihnen geschieden sind, und zuweilen eben so und in dem nämlichen Verhältnisse, in dem sie zu der Zeit waren.

Im zweiten Falle sagen sie künftige Ereignisse voraus, am häufigsten die ihre eigne Krankheit deren Veranderung und Ausgang betreffenden, zuweilen auch die des physischen Lebens anderer. — Von andern oder höhern Dingen wissen sie nichts, oder wollen nicht gefragt seyn.

Es ist bekannt, daſs sich in vielen Krankheiten, sowohl hitzigen als chronischen, ein solches Divinationsvermögen kund gethan, und die Kranken sehr genau ihren Todestag und Stunde vorher gesagt haben. Ich könnte selbst Beispiele aus meiner Erfarung anführen.

Beides, sowohl das *Fernsehen* als das *Vorhersehen*, ist von jeher häufig beobachtet worden in dem Zustande der Ecstase, der Verzukkung, der Starrsucht, entweder natürlich entstanden, oder durch künstliche Mittel, die man Zaubermittel nannte, hervorgebracht. Die ganze alte Geschichte ist voll davon, und wir finden sie bei allen alten Völkern; bei den Egyptern, Chaldäern, Griechen. Man hielt sie für Einfluſs und Umgang der Dämonen ja der Gottheit, und so wurden sie bald zum Dämonen — bald zum Gottesdienst gezählt und benutzt.

Vom *Pythagoras*, *Apollonius* und andern wurde allgemein erzählt und geglaubt, daſs sie an mehrern Orten zugleich gewesen. Eben dahin ist der Zustand des *Hermotimus Clazomenes* zu rechnen, von welchen uns *Plinius* erzählt, daſs er zuweilen in einen todtenähnlichen Zustand verfallen, wärend welchem seine Seele den Körper verlassen, und von entfernten Dingen Nachricht gegeben habe.

Und auch die neuere Zeit bietet uns Beispiele dar; nur daſs sie in dieser nach der herrschenden Denkform als Werke des Teufels und der Teufelsbesitzung erschienen, die Erscheinungen selbst diese Gestalt annahmen, und sie daher als teuflisch verdammt wurden.

Wir besitzen durch die vielen genau geführten Hexenprocesse genaue Nachrichten von diesen Erscheinungen. *Wierus*, *Bodinus* und andre erzählen uns, daſs diese Zauberinnen, wenn sie wollten, oder es ihnen befohlen wurde, sich durch das Reiben ihres

Körpers mit der Zaubersalbe in einen Schlaf versetzen konnten, wo sie vollig todtähnlich da lagen, durchaus nichts fühlten, selbst die heftigsten Schmerzen nicht, und entweder wärend des Schlafs oder wenn sie zu sich kamen, von entfernten Orten Personen und Begebenheiten sprachen, die sie gesehen, und die zuweilen eingetroffen, zuweilen nicht. — Aber auch in der neuern Zeit, und noch jetzt, finden sie sich in der ältern Gestalt unter vielen Völkern, wovon ich nur die Hochländer in Schweden, die in Schottland, und die Braminen erwähnen will. Die Geschichten des *Ferngesichts* gehören hieher.

Sehr merkwürdig, und für die Analogie beider Zustande sehr beweisend ist es, dafs sowohl in dem alten als neuen Erscheinen desselben das weibliche Geschlecht als besonders dafür empfänglich sich zeigt. — So mufste es eine *Pythia* seyn, die durch die Delphische Dunsthöle in jenen Zustand versetzt wurde; so waren es fast nur Weiber, die in dem Mittelalter in die dämonische Ecstase verfielen; und so sind auch jetzt die stärksten Beispiele des naturlichen sowohl als magnetischen Somnambulismus weiblich.

12. Sie erhalten in diesem Zustande bei den Anschauungen und Erkenntnissen ihrer innern Krankheit zugleich die Kenntnifs der Heilart und der Heilmittel desselben. — Dieses Vermögen wirkt zuweilen noch in einen andern mit ihnen in Verbindung gesetzten Körper ein, und sie bestimmen dessen Heilart.

Das nämliche geschah in vielen Träumen der alten Welt, besonders in den Aeskulaptempeln, in die man sich deswegen bringen liefs, um solche Träume zu haben (Incubationen). Ein grofser Theil der Heilkunst verdankt ihnen seinen Ursprung. — Eine sehr merkwürdige Geschichte der Art erzählt uns *Aristides* von sich selbst. Er litt an einer langwierigen unheilbaren Krankheit. Endlich erscheint ihm Aeskulap im Traum, und empfiehlt ihm eine Reise in ein anderes Land, den Gebrauch der Seebäder, und einige Kräuter; er befolgte es, und der Erfolg war vollkommne Herstellung.

13. Sie können sich nach aufgehobenem Schlafe gewöhnlich nichts erinnern von dem, was sie in demselben geredet gesehen oder gethan haben. Aber in dem nächsten Schlafe erinnern sie sich desselben vollkommen, und denken und handeln in derselben Ideenreihe fort. Es sind gleichsam zwei verschiedene Naturen und Welten, ein schlafendes Ich und ein wachendes Ich, jedes mit seiner eignen Welt.

Wir finden etwas ähnliches in vielen Träumen, wo das Ich auch zwei oft ganz verschiedene Rollen spielt; ein Ich spielt, und das andre Ich läfst spielen. — Ferner ist es das eigenthümliche und auszeichnende jedes kataleptischen Zustandes, der gewöhnlichen Starrsucht, dafs der Mensch plötzlich aufhört zu reden, und dann, nach längerer oder kürzerer Zeit, wenn der Zufall nachläfst, in derselben Ideenfolge und demselben Worte fortfahrt, wo er unterbrochen wurde.

Auch in den alten magischen und dämonischen Ecstasen war es der nämliche Fall. Die begeisterten Priester, die Pythien, die Besessenen des Mittelalters, konnten sich oft nachher nichts von dem erinnern, was sie gesehen, gehört, gesprochen hatten. — Doch giebt es auch bei ihnen, so wie bei den neuen Somnabulen, Beispiele vom Gegentheil.

14. Dieser Zustand, einmal erregt, kehrt nun von Zeit zu Zeit von selbst wieder, oder wird, durch das Magnetisiren von aufsen wieder erregt. Zuweilen treten statt ihm, oder mit ihm, andre Nervenzufälle ein, periodische Taubheit, Blindheit, Blödsinn, Wahnsinn, die aber zu einer gewissen, gewöhnlich von dem Kranken selbst vorher bestimmten, Zeit wieder verschwinden, zum Beweise, dafs sie noch mit in die Reihe der somnambulistischen Erscheinungen, oder des somnambulistischen Lebens, gehören.

Dasselbe finden wir bei andern kataleptischen Zuständen. Je öfter sie da waren, desto leichter können sie wieder erzeugt werden; die Aerzte nennen das, habituell werden.

15. Mit der Krankheit hört gewöhnlich auch die Fähigkeit auf, in den Somnambulism zu verfallen. Die magnetische Operation wird unwirksam, und die Kranken sagen es selbst vorher.

Das nämliche sehen wir bei dem natürlichen Somnambulismus. Er dauert nur so lange als die Krankheit dauert. Mit ihr verschwindet auch er. — Ich habe ihn einst, wo er Wirkung des Wurmreizes war, durch Wurmmittel völlig gehoben. Eben so ging es mit den Somnambulisten der Herrn *Klein*, *Renard*, *Petetin*. wo der Somnambulismus auch Symptom der Krankheit war. — Bemerkenswerth scheint mir hier noch der Umstand, dafs von dem weiblichen Geschlecht am meisten solche, welche an Fehlern der Menstruation und des Uterinsystems leiden, ganz vorzüglich aber in der Entwickelungsperiode, so wie in der Absterbungsperiode dieses Systems, diesen Zustand unterworfen sind. Dieses zeigt offenbar vom grofsen Einflusse dieses Systems auf die Darstellung jenes Zustandes, nur, wann ich so sagen darf, im umgekehrten, nicht nach aufsen sondern nach innen gerichteten, Verhältnisse.

Die natürliche Magie.

Alles beweist, daſs eine Kraft im Menschen liegt, welche ihn zu solcher Exaltation fähig macht. Sie ist so alt wie die Menschheit, und die ganze Geschichte spricht von ihr. Aber sie zeigt uns auch, zu welchen unseligen Verirrungen sie den menschlichen Geist und das Menschengeschlecht führen konnte, die nur durch die Herrschaft der Vernunft zu heilen waren.

Was ist das Resultat obiger Zusammenstellung? — Es gab von jeher die Erscheinungen und Thatsachen des Magnetismus in der Welt, und giebt sie noch, ohne die magnetische Erregungsart. Sehr viele jener Erscheinungen haben ganz eben so viel Wahrheit und Glaubwürdigkeit wie diese.

Es liegt also ein *Vermögen in dem Menschen selbst*, welches ihn fähig macht solcher aus der gewöhnlichen Sphäre heraustretenden Wirkungen und Verbindungen. Dieses Vermögen, diese geheime Kraft, war von jeher vorhanden, offenbarte sich aber nur unter bedingten Verhältnissen. Daher nahm es bei seinem Hervortreten immer die herrschende Form des Zeitalters an, und muſste sie annehmen, sowohl subjektiv in der innern Gestaltung und Anschauung nach der Denkform des Subjekts, als auch objektiv, daſs ihre Erscheinungen auch von andern in dieser Form wahrgenommen und aufgefaſst wurden. So wurde die Entwickelung und der Gebrauch desselben früher als eine Wirkung und Umgang der Geister, Dämonen, und Götter, späterhin als Wirkung des Teufels (des Kakodämons der Christenheit) und als Zauberei, betrachtet; in unsern Zeiten aber, bei einer gereinigten Physik, erscheint es unter dem Namen Magnetismus, als Wirkung und Verkehr mit unbekannten physischen Kräften. — Die Aerzte indessen nannten diese Erscheinungen von jeher Krankheiten des menschlichen Wesens.

Dieses Vermögen ist nicht Reflexion und auch nicht Sinnlichkeit. Wir wollen es daher, bis wir es genauer kennen lernen, mit dem Namen *Phantasie* bezeichnen. Aber im weitesten und reellsten Sinn — nicht Einbildungskraft, nicht Sinnlichkeit, nicht Leidenschaft — sondern jene Kraft, die das schöpferische Prinzip der Seele enthält, die den Menschen im geistigen Leben über sich selbst erhebt und hält, die ihm Blicke in das Unendliche thun läſst, Vergangenheit und Zukunft vergegenwärtigt, plötzliche Blitze und Erleuchtungen in der Seele erzeugt, die dunklen und zweifelhaften Gegenden erhellet, und auf solche Art die Schöpferin neuer und groſser Ideen wird, welche neue Welten in sich tragen. Sie ist die Zeugungskraft der Seele; Alles Neue und Groſse ist aus ihr hervorgegangen, denn jede groſse Entdeckung ist das Werk eines Augenblicks. — Diese Wunderkraft der Seele, die wir von ihrer geistigen Seite genug kennen, hat aber auch, so wie alles geistige, eine leibliche Seite und irrdische Verbindung, und kann unter gewissen Verhältnissen noch mehr nach dieser Seite hingerichtet und wirksam werden, und dadurch eben so gut Schöpferin eines veränderten oder neuen physischen Lebens, wie dort eines geistigen. Sie kann durch geistigen Affekt tödten, und auch örtlichen Tod, Lähmung, aufheben.

Es kann auf mancherlei Weise, durch geistige und körperliche Mittel, durch Narcotica, die Macht der Töne, des Worts, Leidenschaft, durch Krankheit, aufgeregt, und nach innen gerichtet werden. Die magnetische Manipulation ist eine neue Art dieser Aufregung auf physischem Wege, und in so fern ist nur die Art der Erregung neu, aber nicht die Sache. Es müſste denn seyn, daſs man auch bei andern Erscheinungen derselben eine geheime magnetische Vermittlung annehmen wollte, welches jedoch bei manchen, z. E. den rein geistig erregten, schwer seyn möchte.

Eine solche innere Exaltation allein reicht aber nicht hin fur Erklärung aller Erscheinungen, sondern da sie sich auch auf die Auſsenwelt beziehen, so gehört noch etwas *Vermittelndes* dazu, was das Innere mit der Auſsenwelt, und die Dinge unter sich in Verbindung setzt. Denn keine Kraftäuſserung existirt ohne materielles Substrat. Wir würden also genöthigt seyn, eine ätherische Verbindung, einen Lebensather, eine Aetherwelt, anzunehmen, die aber jenseits der Sinnenwelt läge, daher in gewöhnlichem Zustande unbemerkbar, aber zu welcher sich der Organismus im exaltirten Zustand erheben, und mit ihr in Verbindung treten konnte.

So hätten wir also in der That eine neue *Magie*, oder vielmehr die alte wieder eingeführt, denn Magie heifst im allgemeinen: *jedes in Verbindung treten und Verkehren mit einer übersinnlichen Naturwelt.* — Nun ist aber dieser Begriff relativ, denn den Alten, so wie jetzt noch den Wilden, ist vieles übersinnlich und unbegreiflich, was es uns nicht mehr ist, und so kann auch das, was uns jetzt noch übersinnlich und magisch erscheint, es dereinst aufhören zu seyn.

Die neue Magie unterscheidet sich demnach dadurch von der alten, dafs sie zwar anerkennt die Realität und Möglichkeit einer solchen Wirkung, aber sie entzieht dem Reiche der Geister und des Aberglaubens, und sie stellt in die Reihe der Naturwirkungen und in das Gebiet der Physik. Es ist bekannt, dafs die alte und mystische Physik dasjenige Geister und Dämonen nennt, was die neuere mit dem Namen Kräfte bezeichnet, nehmlich die inneren unbekannten Ursachen der Erscheinungen *). Die neueste liebt den Ausdruck

*) So nannten die Alten auch jede ungewöhnliche innere Geistesimpulsion, jede heftige Leidenschaft, einen Dämon. — Was zwischen dem Liebenden und dem geliebten Gegenstand liegt, was ihn so unwiderstehlich zieht, das ist der Dämon, sagt *Jamblich.* Und so können sich in der That fixe Ideen, Leidenschaften, dergestalt in uns festsetzen, dafs sie Seelenkrankheit werden, eine unwiderstehliche Herrschaft über die Vernunft ausüben, und gleichsam als eine uns einwohnende fremde Macht in unsern Innern, wider das befsre Wissen und Willen die Vernunft, regieren und walten! — Wie leicht kann da bei Ungebildeten die Idee eines einwohnenden fremden Geistes, einer Besessenheit, entstehen? — Ja oft ist es nichts anders als ein krankhafter körperlicher Zustand, der auf diese Weise einzelne

Wechselwirkung, *Polarität*, welches allerdings den Vorzug hat, das Unbekannte zugleich einem allgemeinen Naturgesetz zu unterwerfen. Aber wir müssen offenherzig gestehen, daſs dadurch noch keinesweges etwas erklärt wird, und daſs wir von dem einen so wenig wissen, wie von dem andern; und in sofern würde es ziemlich auf eines heraus kommen. — Der einzige, aber sehr wichtige Unterschied, liegt aber darin, daſs die Sache nun eine ganz andere Ansicht und Stellung erhält. — Derselbe Magnetismus, der früher als ein Verkehr mit unbekannten Geistern, und sonach als Zauberei, Dämonendienst, erschien, erscheint nun als ein Verkehr mit unbekannten Naturkräften, also als ein Theil einer höheren Physik, eine *natürliche*, eine *physische*, *Magie*, und unterwirft sie so den Gesetzen der physischen Analyse.

Durch diese Ansicht wird zugleich der doppelte Vortheil gewonnen, daſs einerseits der Aberglaube den letzten Stoſs erhält, und andrerseits das Reich der Physik erweitert, und mit einer ganz neuen Wirkungssphäre bereichert wird.

Der Entdeckung des Magnetismus gebührt der Ruhm, und wird ihr ewig bleiben, zu-

Seelenorgane, die leiblichen Vorsteher der Triebe, ergreift und steigert. — Noch jetzt behandle ich, — es ist nicht der erste Fall — eine sonst vernünftige und gutartige Frau, die mir mit Thränen klagt, daſs sie periodisch einen fast unwiderstehlichen Trieb zum Morden bekäme, wo sie jedes Messer fliehen müsse, wo gleichsam etwas in ihr wäre, was ihr diesen Gedanken wider ihren Willen eingäbe, und stärker wäre als sie selbst; eine wahre Mordsucht. — Wir sehen, die Namen haben gewechselt, die Sachen sind geblieben.

erst diese Wirkungen physischen Gesetzen unterworfen, und nach bestimmten physischen Regeln hervorzubringen gelehrt zu haben. Und so wird durch obige Zusammenstellung dem Magnetismus keineswegs etwas entzogen oder ihm nachtheiliges ausgesprochen. Vielmehr wird er dadurch aus seiner bisher isolirten und beschränkten Stellung gezogen, mit der Geschichte der Welt und einer Menge anderer Naturerscheinungen in Verbindung gesetzt, sein Reich noch mehr begründet und ausgedehnt; er durch sie, so wie sie durch ihn, mehr erläutert und bestätigt.

Doch dürfen wir ja nicht hierbei vergessen, daſs wir es, wenn gleich nicht mit Geistern, doch noch immer mit dunkeln unbekannten Kräften zu thun haben, und ein noch unbekanntes Reich berühren. Es wird bei der Erweckung dieser neuen Kraft- und neuen Lebenssphäre alles auf die Richtung ankommen, die wir ihr geben. Sie kann eben sowohl zu den Regionen des Lichtes, des Lebens, der Gesundheit führen, und so Heilmittel für Leib und Seele werden, als zu den Regionen der Finsterniſs und des Verderbens, und so eine verderbliche Wirkung auf Leib und Geist, auf das Gemüth, die Einbildungskraft, haben, und so neue Phantome, neue Verwirrung und Zerrüttung erzeugen, und so könnte sie gar wohl wieder in die alte Stellung zurückfallen.

Beherzenswerth ist gewiſs die Frage, die sich uns hier aufdringt: Wie kam es denn, daſs man diese geheimen Kräfte, vielleicht die wichtigsten aller Naturkräfte, und ihre Benutzung, besonders zu Heilung der Krankheiten, immer wieder verlieſs, ja, daſs man sie, als etwas unrechtes, ja gottloses, verwarf, verbot, verdammte?

Der Grund lag darin:

1. Weil ihre Wirkung zu unsicher und relativ war, um ihre Anwendung auf bestimmte Regeln zu bringen. Und ohne bestimmte Gesetze ist jeder Gebrauch gefährlich.

2. Weil sie sich durchaus nicht an eines der bekannten, und durch Sinn und Vernunft bestimmbaren, Naturgesetze anknüpfen liefsen.

3. Weil sie die darauf gebauten Ordnungen und Einrichtungen in Gefahr brachten.

4. Weil sie dem gröfsten Mifsbrauch und Betrug aller Art ein zu freies Spiel gewährten.

5. Weil dabei immer zu fürchten war, dafs man eben so gut dem Einflusse feindseliger als heilbringender Kräfte sich hingeben konnte.

6. Weil dadurch die Menschen sehr leicht von wahrem Gottesdienste abgelenkt werden konnten. Ehedem durch den Glauben an Dämonen, welcher den Grund der Vielgötterei legte; jetzt durch das Glauben und das Hingeben ihrer Seele an unbekannte Naturkräfte, in denen sie am Ende die Gottheit zu erfassen wähnen, wobei sie doch aber immer nur das Bild statt des Wesens, das Werk statt des Urhebers, erfassen, und dadurch allerdings verführt wurden zu einem neuen Götzendienst, und abgeleitet von der wahren Religion, welche ist *Anbetung des Urhebers alles Daseyns im Geist und in der Wahrheit*. Daher es auch mit vollem Rechte *von dem, der diefs zuerst aussprach, gerühmet wird, dafs er das Reich der Dämonen zerstört habe, und die Orakel nach ihm verstummten.*

Benutzung des Magnetismus. Mögliche Gefahren. Nothwendigkeit obrigkeitlicher Aufsicht.

Auch bedarf er, als in seinen Wirkungen noch nicht gehörig bekannt und gefährlicher Folgen fähig, grofser Vorsicht von Seiten des Arztes, so wie, als grofsem Misbrauch unterworfen, der obrigkeitlichen Aufsicht.

Aber je wichtiger die Sache des Magnetismus ist, je gröfser die Vortheile, die sie verspricht, desto mehr ist es Pflicht, sie von allen Seiten zu betrachten, und auch die Gefahren zu untersuchen, die sie mit sich führt, und die Einwürfe, die man dagegen gemacht hat.

Sie sind folgende:

1. *Er befördert den Aberglauben.*

Gerade das Gegentheil wird er thun, wie oben gezeigt worden, wenn er gehorig behandelt wird. Er wird allen bisherigen Aberglauben in das Reich einer vernünftigen Physik ziehen, und dadurch das Geheime ans Licht gebracht werden, so gut wie andre ehedem geheime Kräfte der Physik und Chemie, mit denen jetzt unsre Kinder spielen.

Aber damit ist keineswegs geleugnet, dafs nicht der Mifsbrauch, oder eine abergläubische, mystische, Behandlung der Sache, den Aberglauben befördern, und zu dessen Verbreitung benutzt werden konnte, wie solches ja früher genug geschehen.

Die geistige Passivität, das gänzliche Hingeben der geistigen Individualität an die Aufsenwelt oder ein anderes Wesen, das *Eins* werden mit der ganzen Natur, ist immer ein höchst bedenklicher Zustand für Leib und Seele. *Die Grenze ist aufgehoben, die uns beschränkt, aber auch die, die uns schützt.* — Werden wir nicht dadurch Preifs gegeben einer Menge physischer, vielleicht uns noch ganz unbekannter, Einflusse und Kräfte, und eben so wohl auch geistiger Mächte, die dann freies Spiel in einem solchen halbtodten, seiner Selbstheit beraubten, Menschen treiben? — Wer kennt schon den möglichen Schaden solcher Einwirkungen? — Fur den Teufel sind wir jetzt wohl — doch nur in protestantischen Landen — sicher; aber keinesweges fur den Lügengeist und für dem bösen Prinzip; und könnte nicht dasselbe, was ehedem als Teufel erschien, und dazu benutzt wurde, jetzt andre Gestalten annehmen und dazu benutzt werden? — Könnte nicht so eine moderne Dämonomantie, neue Phantome, falsche Inspirationen, sich entwickeln?

2. *Der Unglaube kann befördert werden.*

Ich glaube das Gegentheil. Eine Menge Menschen bekommen dadurch erst wieder Glauben an eine unsichtbare Welt, die sie ganz vergessen hatten. Gerade die sinnlichen Menschen, welche noch eben so wie vor 1800 Jahren Zeichen und Wunder bedürfen, wenn sie glauben sollen, können dadurch erweckt, und höher gehoben werden, und ich sehe in dieser Hinsicht den Magnetismus als eine sehr heilsame und in die Zeit gehörige Erscheinung an.

Aber der Glaube an die heiligen Wunder kann dadurch erschüttert werden! — Keineswegs. Im Gegentheil sie werden dadurch erst recht faktisch bekräftigt. — Denn wir sehen, dafs etwas ähnliches noch jetzt geschehen kann; und, wenn wir auch nun einsehen, dafs das Vermögen dazu in dem Menschen und in der Natur selbst liegt, so bleibt es doch immer noch ein Wunder, wenn jemand diefs Vermögen durch ein einziges Wort in dem Grade erwecken konnte, dafs ein wirklich Todter wieder lebendig ward. — Wir kennen zwar nun das Mittel, aber nicht jene Kraft, es so zu brauchen. Das Feuer und seine Gesetze kennen wir auch, aber, es wird immer ein Wunder bleiben, wenn dasselbe sich auf das Wort eines Menschen bewegt.

3. *Er kann der Gesundheit nachtheilig werden.*

Diefs könnte auf doppelte Art geschehen, *positiv* oder *negativ.*

Von *positivem* Schaden ist bis jetzt nur in einigen Beispielen etwas bemerkt worden, bei unverständiger Anwendung, oder bei der Anwendung ohne Krankheit. Und dann würde es dem Magnetismus eben so wenig zum Vorwurf gereichen, wie jedem andren Heilmittel, welche ja auch bei unrichtigem Gebrauch schaden können. Doch läfst sich über die

Möglichkeit nachtheiliger Wirkungen darüber noch nicht gerade zu entscheiden, da wir die Grenzen und Gesetze noch lange nicht genug kennen, und immer ist grofse Vorsicht zu empfehlen.

Aber eines ist, was mir noch sehr bedenklich scheint, und worüber ich grofse Vorsicht empfehle. Nämlich die *Befolgung der Verordnungen der Somnambulen* nicht blos für sich, sondern auch selbst für andere, mit denen sie in magnetischem Rapport sind. — Denn wie viel kann sich da Täuschung einmischen, und wie gefährlich kann die alsdann für Gesundheit und Leben andrer werden, wenn sie als Befehl angenommen wird! — Wenigstens müssen solche Verordnungen nach meiner Meinung nur erst der Prüfung der allgemeinen Erfarungsgrundsätze der Heilkunst unterworfen, und nie ausgeführt werden, wo sie diesen geradezu widerstreiten.

Der *negative* aber könnte bedeutender werden, *durch Unterlassung sicherer Hülfe der Kunst*; und diefs ist in der That ein Punkt, auf welchen wir die magnetisirenden Aerzte nicht genug aufmerksam machen können. Es sind mir selbst Beispiele vorgekommen', wo syphylitische Augenentzündungen, die bekanntlich der Magnetismus nie heilen kann, durch unnützes Magnetisiren bis zu dem Grade verschlimmert wurden, wo keine andre Hülfe mehr möglich war; wo Verhärtungen in der Brust, die sehr leicht durch eine kleine Operation wegzunehmen waren, durch unnützes Magnetisiren und zu festen Glauben an diese Hülfe so grofs und schlimm wurden, dafs nun keine Operation mehr möglich war, und die Kranken elend sterben mufsten.

Darum also bitte ich recht dringend, die Achtung gegen andre Hülfen der Kunst nicht zu vergessen, die Zeit derselben nicht zu versäumen, und nicht zu unbedingt alles Heil auf den Magnetismus zu setzen.

4. *Er zerstört die ganze bisherige Heilkunst und Heilwissenschaft.*

Wäre es möglich und erhielten wir etwas besseres, so wurde gewifs jeder wohldenkende und menschenfreundliche Arzt mit Freuden sein bisheriges Wissen und Handeln dafur hingeben, und ich wollte der erste seyn.

Aber die Sache liegt anders. — Die wahre Heilkunst liegt ja nicht in einem herrschenden System, sondern in der grofsen, schon von *Hippocrates* ausgesprochenen, und von jedem achten Arzt angenommenen, auch von mir schon so oft und noch täglich in meinen Vorlesungen wiederholten Wahrheit: *Die Natur allein heilt die Krankheiten; Die nämliche Lebenskraft, welche den gesunden Korper erhalt, und jeden Augenblick neu erschafft, ist es auch, welche das regelwidrige abweichende Leben zurückfuhrt, umgestaltet, ja neu erschafft, und auf solche Weise Krankheiten heilt.* — Jeder Kur liegt die Naturheilung zum Grunde, und die Kunst verhalt sich dazu nur als Gehulfin, die sie leitet, regelt, aufregt, mäfsigt, Hindernisse weg-

wegnimmt, Lücken ausfüllt. — Kann sich der Magnetismus anders dazu verhalten? – Keineswegs. Auch er muſs sich betrachten, und betrachtet sich auch wirklich als ein treuer Gehülfe und Leiter dieses neuen Lebens- und Heilungsprozesses. — Denn daſs er selbst die Natur sey, hat wohl keiner noch im Ernst behauptet.

Zu diesem Dienst der heilenden Natur und des Lebens aber gehört Kenntniſs derselben und des organischen Körpers, in und auf den wir wirken sollen. — Folglich Anatomie, Physiologie, Pathologie, ferner Kenntniſs desselben in regelwidrigem Zustand und der ewigen Gesetze der Natur in den Zeiten und Metamorphosen des Krankheitszustandes und ihrer Heilung. — Von diesem allen kann sich der magnetische Arzt auch nicht dispensiren, wenn er vernunftgemäſs und nicht roh empirisch handeln, oder sich auf die anatomischen Kenntnisse verlassen will, die einmal ein Somnambulist zufällig wärend des Schlafs erhält.

Endlich auch Kenntniſs der Mittel und Werkzeuge, wodurch wieder jene heilsame Veränderung in dem Organismus hervorgebracht werden kann. — Diese scheint zwar am ersten noch der Magnetisirer entbehren zu können, da er sie im eigentlichsten Verstande in seinen Händen hat. Aber doch lehrt die Erfarung, daſs die magnetisirten Kranken selbst Arzneimittel fordern, ja das wichtigste von allen, das Aderlaſs, spielt eine bedeutende Rolle in den magnetischen Kuren. — Auch ist kein Grund vorhanden, warum man nicht die magnetische Behandlung auch noch durch andre Mittel verstärken sollte. — Also auch dieser Theil der Heilkunde bleibt dem magnetischen Arzte nothwendig.

Das einzige demnach, was die Heilkunst vielleicht durch den Magnetismus aufgeben müſste, wäre die und jene Theorie und Hypothese, das oder jenes eben in der Zeit herrschende System; und das wäre kein sonderlicher Verlust. — Alles übrige wesentliche, faktische, sich auf die ewigen Gesetze der Natur gründende, was wir allein wahre Heilkunde nennen, bleibt durch den Magnetismus unerschüttert, und eben so die Nothwendigkeit des Studiums und die Erlernung jener Theile der Heilkunde.

Das wäre unstreitig der gröſste Miſsbrauch des Magnetismus, und dadurch könnte er allerdings zu einer völligen Zerstörung des gründlichen Studiums der Heilkunst und zu einer Barbarei in derselben, so gut wie in den Zeiten des *Theophrastus Paracelsus*, führen, wenn er den Satz aufstellte: Durch ihn sey jenes mühsame Studium unnöthig gemacht, oder daſs junge Leute, sich darauf stützend, sichs künftig bequem mit dem Studium machen könnten. — Aber dafür wird uns hoffentlich der gute Geist unsrer Kunst und der bessern wissenschaftlich gebildeten Magnetisirer selbst bewahren.

5. *Er durchbricht die Grenzen, die dem Menschen in diesem irdischen Daseyn gesetzt, und alle darauf gegründeten Verhältnisse, Einrichtungen, Sicherungen, selbst die geistigen.*

Ist es wahr, was allerdings jetzt durch manche Erfarungen bestatigt wird, dafs der Mensch in dem magnetischen Zustand durch andre Vermittlung als die gewöhnlichen Sinne, und in ungemefsner Ferne, sowohl des Raums als der Zeit nach, sehen, hören, genug Wahrnehmungen haben könne; so hört eigentlich die ganze Art des bisherigen Zusammenlebens und aller darauf sich gründenden Ordnungen und Einrichtungen auf, die bekanntlich auf die fünf Sinne gegründet sind, und das ganze Leben bekommt eine neue Gestalt. — Was helfen Wände, verschlofsne Thüren und Schränke, versiegelte Briefe, wenn man hindurch sehen kann! *) — Was die Entfernung von vielen Meilen, von vielen Jahren, wenn man sich dennoch sehen und nahe seyn kann! Was für unberechenbare Folgen wird es haben, wenn man wissen kann, dafs und wenn ein Mensch sterben wird, oder dafs das und jenes geschehen wird. — Und brauche ich erst darauf aufmerksam zu machen, zu welchem Mifsbrauch diese gänzliche Abhängigkeit von einem andern Wesen von der Sinnlichkeit benutzt werden kann? Die frühere Geschichte des Magnetismus in Paris hat leider davon Beweise genug geliefert.

In der That, wenn schon die Erfindung der Aeronautik Sicherheit, Polizei, und andre menschliche Einrichtungen in Verlegenheit brachte, was soll erst diese thun? —

*) *Renards* Somnambule wufste auf das genaueste anzugeben, wie viel ein Mensch Geld in der Tasche habe. Andere auf das genaueste, was andere entfernte Menschen in verschlossenen Zimmern thaten.

Doch wichtiger ist die Bedenklichkeit für das *geistige und religiöse* Wohl des Menschen.

Wir wollen nur bei einem Punkt stehen bleiben: Das *Vorhersehen der Zukunft*. — Wir wollen hier nicht darüber streiten, in wie fern es wirklich Statt findet oder nicht, sondern erklären vielmehr, daſs der *Glaube an ein gewisses Vorauswissen der Zukunft* überhaupt verderblich und dahero verwerflich ist. — Denn erstens giebt er uns immer mehr oder weniger dem Betrug zur Beute; ich erinnere nur an die vielen falschen Propheten der alten und neuen Zeit, an die vielen falschen Träume, die die Menschen irre führten und noch führen. Selbst im Somnambulismus kommen sie vor, und wodurch soll man nun die wahren von den falschen unterscheiden? — Ferner lähmt er das beste im Menschen, seine Selbstthätigkeit, die Anstrengung seiner Vernunft und Kräfte, also den Hauptzweck des Lebens. Ist die Voraussagung glücklich, so braucht er ja das nicht mehr zu erringen, was er schon gewiſs hat, und alle die mühsamen Anstrengungen gehen verloren, die ihm und auch dem Ganzen heilbringend gewesen seyn würden. Das irrdische Resultat ist ja nicht das wahre Glück, das wahre Heil, sondern die Art, wie wir dazu gelangen. Ist aber die Voraussagung unglücklich, so raubt sie uns selbst das Glück und Leben wärend der Zeit, die wir auſserdem noch vielleicht sehr glücklich und nützlich zugebracht hätten, und lähmt unsre Kräfte auf die entgegengesetzte Art. Ich bin überzeugt, daſs eine Menge Menschen nicht die Kraft haben würden, das Leben zu ertragen, und sich selbst das Leben nehmen würden, wenn sie das Schicksal wüfsten, was ihnen bevorstehet. — Ferner er hebt eben dadurch auf das kindliche Vertrauen auf die Vorsehung, das beständige Festhalten an der hohern Kraft und ihrer Führung in dem Dunkel des Lebens und der Zukunft, was ja nun verschwindet und hell vor uns steht, und dieses ist nach meiner Meinung die Grundlage aller Religiositat, der wahre religiöse Sinn. — Und endlich ist auch gar nicht zu leugnen, dafs manche Ereignisse dadurch eben erst wirklich werden können, weil sie prophezeit sind. Mir ist ein bestimmtes Beispiel bekannt, wo ein übrigens recht verstandiger und gebildeter Mann in dem Jahre starb, was ihn 20 Jahr vorher durch einen Nativitätsteller prophezeit worden war, weil er vom Anfange des Jahres an alle Aerzte befragte, seine Diat änderte, eine Menge unnutzer Arzeneien brauchte, und sich so seine Gesundheit zerstörte. — Man sage einem, der auf einem gefährlichen Wege geht, er werde fallen, und diese Besorgnifs und Erwartung wird ihm die ganze Haltung und das Selbstvertrauen nehmen, was ihm aufserdem glucklich durchgeholfen haben würde.

Liegt es nicht am Tage, dafs durch solchen Glauben, wie oben erinnert wurde, sehr leicht dem *Lügengeist*, dem bösen Princip, ein neuer Zugang eröffnet werde? — Eine Ableitung von der wahren Religion zu dem Glauben und der Anbetung geheimer Krafte, die nicht Gott sind? — Die wahre Religion, der wahre prophetische Geist, ist ja fester Glaube an Gott und seine Regierung. Einem solchem kommt gar nichts unerwartet, alles, was geschieht, mufs geschehen, gehört in den Plan Gottes, und also auch in den höhern Plan seines eignen Lebens.

Hierin liegt auch sicher der Grund, warum selbst die heiligen Schriften, die übrigens die Wahrheit dieses Vermögens anerkennen, so dringend und zu allen Zeiten gegen seine irrdische Benutzung, gegen Wahrsager und Zeichendeuter, warnen.

Aus allen diesem erhellt, dafs, wenn diese Entdeckung wirklich wohlthätig, und für gefährliche Folgen gesichert werden soll, sie zweierlei fodert:

Erstens von Seiten derer, die sie ausüben, dafs sie sie nur als *Heilmittel*, und zum Besten der Leidenden nicht zur Befriedigung des Vorwitzes, Schwärmerei, Aberglaubens, zur Erforschung der Zukunft oder andern unlautern Zwecken, anwenden.

Zweitens von Seiten *der Obrigkeit*, dafs alle magnetische Versuche und Kuren unter Aufsicht derselben gesetzt werden, um dergleichen Mifsbräuche zu verhüten, auch nur solchen die Ausübung derselben gestattet werde, welche die nöthigen Kenntnisse vom Organismus, Krankheit und Heilkunst besitzen.

Der Magnetismus ist ein Heilmittel, aber bedingt.

Man ist auf beiden Seiten zu weit gegangen. — Ein Theil will den Magnetismus nicht einmal als Heilmittel gelten lassen. — Gewiſs mit Unrecht. Denn es sind unleugbar schon viele Menschen wärend und nach seiner Anwendung gesund geworden. — Nun hat man zwar eingewendet: Viele auch nicht, viele nicht dauerhaft. Aber das läſst sich auch von vielen unserer andern Heilmittel sagen. — Desgleichen: Wie kann man mit Bestimmtheit beweisen, daſs es gerade die Wirkung des Magnetismus war; vielleicht wäre sie auch so erfolgt, und traf nur zufällig mit dem Magnetismus zusammen. — Nehmen wir diesen Einwurf an, so fällt eine Menge unsrer Heilmittel weg, von dem wir eben so wenig evident beweisen können, daſs die Heilung ihre bestimmte Wirkung sey. — Und endlich: Es läſst sich ja gar kein *Modus fiendi* nachweisen, wie dieses Mittel in den Korper ein — und in ihm wirken könne. Aber hierauf läſst sich antworten, daſs wir das eben so wenig bei den meisten unsrer Arzneimittel wissen, und dennoch an sie glauben. Also mit eben dem Recht, wie sehr viele unsrer bekannten Heilmittel, verdient auch der Magnetismus diesen Namen.

Der andre Theil aber behauptet, der Magnetismus sey noch mehr als ein Heilmittel, er sey das Leben selbst, was man mittheile, so sey er auch dem gewöhnlichen Gesetzen der Anwendung der Heilmittel entzogen. — Aber auch dies scheint uns irrig. Denn sey es nun blos Anstofs oder wirklicher Uebergang und Mittheilung, so wird doch jedermann zugeben, dafs nichts neues, selbst ein fremdes Leben nicht, weder auf noch in dem lebenden Körper wirken könne, ohne eine Veränderung in demselben hervorzubringen, und dafs jede Veränderung im Lebenden eine Lebensaction, ein Lebensprozefs, ist, und dafs also auch hier bei den magnetischen Einwirkungen jederzeit eine Veränderung im Leben, im Lebensprozefs selbst, erfolgen müsse, durch welche die Heilung erst vermittelt werde. So wie jedes Heilmittel nicht durch sich selbst, sondern durch den dadurch erregten und eingeleiteten Lebensprozefs Heilung bewirkt, eben so der Magnetismus. Und so mufs er auch eben so gut, wie jedes andre Heilmittel gewissen Regeln der Anwendung unterworfen werden. — Sind nicht Licht, Wärme, Elektrizität, ja selbst Seeleneinflufs, eben so imponderable Agentien der Natur, und werden sie nicht dennoch als Heilmittel betrachtet, benutzt und bestimmten Gesetzen der Anwendung unterworfen? — Das Leben selbst, die Heilkraft der Natur, bedarf sie nicht oft der verständigen Leitung des Arztes, um sich nicht selbst zu zerstören? Ist nicht eben der Akt der Krise oft der Akt des Todes?

Aber wenn wir auch den Magnetismus als ein Heilmittel erkennen, so erscheint er uns doch in seiner Anwendung als sehr bedingt.

Einmal in so fern seine Wirkung so sehr relativ ist, und es Menschen giebt, die nur durch einen und durch zehn andre nicht magnetisch affizirt werden.

Zweitens weil eine solche Kur, wenn sie zur somnambulistischen Höhe kommt — und dahin mufs sie oft kommen, wenn sie ihre Wirkung erreichen soll — den ganzen Arzt in Anspruch nimmt, so dafs er fast ganz für *einen* Kranken leben mufs, ihn oft gar nicht verlassen kann, immer bei der Hand seyn mufs, wenn er magnetisirt zu werden verlangt, ja oft der einzige ist, den er um sich leiden und ertragen kann.

Magnetismus und Mesmerismus.

Ich mufs sehr bitten, beide Worte nicht zu vermengen, da sie gar sehr verschieden sind. *Magnetismus* bezeichnet das Factum, *Mesmerismus* die Theorie. *Magnetist* heifst einer, der an die Wahrheit jener Erscheinung und ihrer Hervorbringungskunst glaubt, *Mesmerist* einer, der an *Mesmer* und dessen Theorie glaubt, und das ist nicht einerlei.

Ich gehöre zum Beispiel zu der ersten Klasse; Ich glaube an den Magnetismus, aber nicht eben so an den Mesmerismus, und gar manches, was ich gesagt habe, bezieht sich nicht auf dem ersten, sondern auf dem letzten. — Auch scheint mir das Wort *Magnetismus* immer noch das passendste zu seyn, da sich offenbar eine gewisse Analogie mit dem animalischen Magnetismus zeigt, indem der eine wie der andre durch Streichen in einer Richtung erregt, durch entgegengesetztes wieder aufgehoben werden kann, in beiden das Gesetz der Polarität herrschend ist, und dieses als Grundgesetz dadurch gleich ausgesprochen wird. Ueberhaupt aber glaube ich, dafs es noch zu früh zu irgend einer Theorie ist, und dafs dadurch immer nur gar zu leicht der rein empirische Standpunkt entzogen, und der Blick irre geleitet wird.

Es waren hundert Jahre Versuche und Erfarungen mit der Elektrizität nöthig, ehe man zu einer einigermafsen befriedigenden

Theorie derselben gelangte, und selbst die erste scharfsinnigste von *Franklin* ersonnene, wie wenige nehmen sie jetzt noch an! — Haben wir doch noch nicht einmal eine befriedigende Erklärung des mineralischen Magnetismus, den wir so lange kennen! — Und wie kurz sind noch unsere Erfarungen mit dem animalischen! — Und wie bedingt sind sie, und wie viel schwieriger und höher steht hier die Aufgabe! — Wäre es überhaupt nicht besser, uns lieber fürs erste damit zu begnügen, die Gesetze dieser neuen Naturthätigkeit zu erforschen, als Hypothesen auszusinnen!

Alle Theorien, die wir bis jetzt über den Magnetismus erhalten haben, lassen sich in drei Klassen theilen, die atomistische oder materielle, die dynamische oder lebende, und die psychische oder geistige.

Zu der ersten gehört *Mesmer*, dessen Ansicht rein atomisch-physikalisch, und daher für die Lebens- und Geistessphäre weniger brauchbar ist. Eigentlich ist es *Eulers* ältere Hypothese eines alles verbindenden Aethers. Doch bleibt ihm immer das Verdienst, auf die allgemeine Verbindung und Wechselwirkung der Natur aufmerksam gemacht zu haben.

Den dynamischen Weg betrat mein Bruder in seiner Schrift über Sympathie *), und suchte mit vielem Scharfsinn zu zeigen, daſs das Grundgesetz der Natur Sympathie (Polarität) sey, und daſs die Wirkung des Magnetismus

*) *F. Hufeland* über Sympathie. Weimar 1811.

ebenfalls diesem untergeordnet, und nichts anders sey, als eine im Gebiete des organischen Lebens neu erzeugte, hoher und freier gesteigerte, Sympathie. Wie gern möchte ich mehr zum Lobe dieses Buchs sagen, und es zum gründlichen Studium empfehlen, wenn es nicht partheiisch erscheinen könnte.

Den rein psychischen Weg ist *Puysegur* gegangen, der alles geistig, durch die Kraft des Willens und des Glaubens, erklärt.

Jung in seiner Geistertheorie nimmt einen Aether- oder Lichtmenschen in uns an, der durch den Magnetismus frei und mit der Aufsenwelt in unmittelbare Verbindung gesetzt wird.

Die neueste Theorie verdanken wir dem trefflichen und tiefdenkenden *Eschenmayer* *). Sie hat den grofsen Vorzug, das Psychologische in die Erklärung aufzunehmen, ohne welches nach meiner Ueberzeugung nie eine vollkommen befriedigende möglich ist. Von einem Manne, der so viel psychologische Kennthifs, Mathematik, medizinische Erfarung, und Scharfsinn in so seltner Verbindung besitzt, läfst sich für diesen Gegenstand noch sehr viel erwarten.

Ich hoffe, diese Erläuterungen werden hinreichend seyn, um das verständlich zu

*) *Eschenmayer* Versuch, die scheinbare Magie des Magnetismus aus physiologischen und psychischen Gesetzen zu erklären. Stuttgard 1816.

machen, was ich in den frühern Zusätzen nur kurz andeutete, und zu zeigen, was ich vom Magnetismus denke. — Nur bitte ich sie als das zu nehmen, was sie seyn sollen, als einen Versuch, auch nach meinen Kraften zur Aufhellung dieser wichtigen Materie beizutrragen. Ihr einziger Zweck ist, Stoff und Anstoſs zu geben zum Denken, Forschen, und Prüfen, vor allem aber zu verhüten die Einseitigkeit, die gefährlichste Klippe der Wahrheit. Es ist meine individuelle Ansicht, die ich aufstelle, und ich bin so weit entfernt, sie als *meine* Meinung geltend machen zu wollen, daſs ich mich vielmehr sehr freuen werde, wenn sie dazu dient, eine schärfere Untersuchung herbeizuführen, und sie durch eine bessere zu verdrängen. — Schlieſslich bitte ich nur noch gar sehr, daſs man nicht abermals glaube, daſs etwa der oder jener, oder dieſs und das, gemeint sey, sondern die Sache redlich nehme, wie sie ist.

Inhalt.

Vorwort - - - - - - - Seite 3

Was ist übernatürlich? Was ist gegen die gesunde Vernunft? - - - - - 15

Die Vernunft ist kein Schlafen, sondern ein Wachen - - - - - - - 17

Vernunft - - - - - - - - - 20

Naturforschung. Die Kunst die Natur zu fragen - - - - - - - - - 22

Die Welt des Lebens. Die höhere Ordnung der Dinge - - - - - - - 26

Das Factum und seine Begründung - - 37

Lebendige Ausströmung - - - - - 47

Kraftübertragung, Ansteckung, Zeugung - 48

Magnetismus erzeugt einen abnormen Zustand des organischen Lebens - - 52

Thatsachen des Magnetismus, und Zusammenstellung derselben mit ähnlichen Erscheinungen - - - - - Seite 54

Die natürliche Magie - - - - - 69

Benutzung des Magnetismus. Mögliche Gefahren. Nothwendigkeit obrigkeitlicher Aufsicht - - - - - 76

Der Magnetismus ein Heilmittel, aber bedingt - - - - - - - 87

Magnetismus und Mesmerismus - - - 90

FSC
www.fsc.org
MIX
Papier | Fördert
gute Waldnutzung
FSC® C083411

Kolibri 360 GmbH
Ferdinand-Jühlke-Straße 7
99095 Erfurt, Deutschland
produktsicherheit@kolibri360.de